H. Tilscher

Manuelle Medizin

Manuelle Medizin

ist so alt

wie die Menschheit

MEDIZIN populär

ganzheits
medizin
akademie

Univ.-Prof.
Dr. med. Hans Tilscher

Manuelle Medizin

VERLAGSHAUS DER ÄRZTE

© Verlagshaus der Ärzte GmbH, Nibelungengasse 13, A-1010 Wien

Wien, 1. Auflage 2005

ISBN 3-901488-64

Umschlag & Satz: malanda-buchdesign, Andrea Malek, Graz
Druck & Bindung: Gorenjski Tisk, Kranj

Printed in Slovenia

Inhaltsverzeichnis

Einleitung

Die menschliche Hand, mit ihrer vollendeten Harmonie sensorischer und motorischer Fähigkeiten, ist sicherlich der ursprünglichste Ausgangspunkt für Untersuchungen und Behandlungen des erkrankten menschlichen Körpers.

Das Wort „behandeln" bedeutet den Einsatz der Hand zur Untersuchung, besonders aber zur Linderung von Schmerzen. Die verschiedenen entstandenen einschlägigen Schulen, welche die manuellen Methoden interessanterweise neben der Schulmedizin entwickelten, brachten es mit sich, dass für den Einsatz der Hand zur Therapie auch die unterschiedlichsten Bezeichnungen gebräuchlich wurden. Diese diversen Schulen unterscheiden sich auch in ihren Grundideen über die Art der Wirkmechanismen, der Untersuchungen und der Behandlungen.

So differieren viele der ausgeübten Techniken untereinander und können oft mit den wissenschaftlichen Grundlagen der Medizin nicht in Einklang gebracht werden. Bekannt sind neben der „Manuellen Medizin" Namen wie „Chiropraktik" oder „Osteopathie".

Für den Laien ist die Chiropraktik oder die Osteopathie mit den Vorstellungen besetzt, dass bei Versagen von schulmedizinischen Methoden Spezialisten dieser Fächer aufgesucht werden könnten, um von ihnen so etwas wie ein Wunder zu erfahren.

In diesem Zusammenhang sei gleich festgestellt, dass die Problematik von Beschwerden des Stütz- und Bewegungsapparates auch innerhalb der medizinischen Wissenschaft noch lange nicht geklärt ist, hat sie sich doch bis jetzt, was z. B. Kreuzschmerzen anlangt, nur mit Problemen auseinandergesetzt, die im Röntgenverfahren oder im Labor nachweisbar sind, und das sind nur 15% aller betroffenen Personen. Bei den restlichen 85% kann eine diagnostische Einteilung nur durch das Hören und Interpretieren der Krankengeschichten (Anamnese) mit den

Auffälligkeiten und durch die klinische Untersuchung erfolgen.

Ein Großteil der so genannten klinischen Untersuchung erfolgt mit der Hand, ist also Aufgabe der manuellen Diagnostik. Letztere ist aufgrund des Triumphzuges der apparativen Untersuchungsmethoden in ihrer Bedeutung sehr gemindert worden, eine Katastrophe für alle einschlägig Erkrankten, die eigentlich einer körperlichen Untersuchung bedürfen.

Es wird bei den folgenden Darstellungen gezeigt werden, dass die Manuelle Medizin, wie sie in Österreich im Rahmen des L. Boltzmann-Institutes für konservative Orthopädie und Rehabilitation im Laufe von mehr als 30 Jahren entwickelt wurde, keine zusätzliche, komplementäre oder alternative Methode darstellt, sondern dass sie besonders bei dem Problem der klinischen Untersuchung und teilweise bei der Behandlung unverzichtbar ist.

Als echtes Defizit erweist es sich, dass zahllose Menschen mit ihren Beschwerden des Stütz- und Bewegungsapparates mit einem dicken Paket von Befunden Hilfe suchen, ohne je körperlich, also manuell untersucht worden zu sein, um sich schließlich mit Verlegenheitsdiagnosen wie „Abnützung, Bandscheibenschaden, Muskelrheumatismus etc." schicksalhaft abfinden zu müssen. So wird auch die Psychosomatik ins Treffen geführt, die sicherlich eine große Rolle spielt, bei deren frühzeitigem Diagnoseeinsatz aber auch sehr viel Unrecht geschehen kann, bedeutet doch der Begriff psychogen gelegentlich als Zeichen der geistigen Abnormität oder des Versagens.

Bis heute sind manualdiagnostische Methoden noch nicht zwingend in der Ausbildung von Ärztinnen und Ärzten für Allgemeinmedizin, aber auch nicht für die Orthopädie, die Physikalische Medizin etc. vorgeschrieben. Es ist zu hoffen, dass doch einmal hier eine gewisse Form des Umdenkens zu greifbaren Konsequenzen führen wird. Doch zurück zur Manuellen Medizin – und erst einmal zu ihrer Geschichte.

Geschichte
der Manuellen Medizin

Die Hand des Arztes war und ist trotz aller Technisierung immer Basis für ärztliche Diagnostik sowie Therapie – Zeugnisse der Manuellen Medizin sind über 5000 Jahre alt. Berichte aus der altägyptischen Medizin (2900 v. Chr.), aus Mesopotamien (2100 v. Chr.), aus der indischen Heilkunde (1500 v. Chr.) liegen lange vor den uns bekannten Überlieferungen aus der griechisch-römischen Zeit von Asklepius, Hippokrates (460 v. Chr.), Apollonius oder Galen. Ambroise Paré um 1520, Glisson um 1600, Morgagni um 1700, die „Bonesetter", J. G. Heine aus Würzburg um 1800 stehen zeitlich vor dem Osteopathen Still (um 1840) oder dem Chiropraktiker Palmer um 1890.

Die Neuzeit ist mit Namen wie Zukschwerdt, Lewit, Stoddard, Menell, Cyriax, Maigne, Sell, Gutmann oder Tilscher verbunden.

„Heilende Hände", „der menschliche Rücken", die „Einrichtung der verschobenen Gelenke" sind Begriffe, die sich über fünf Jahrtausende als Grundlage durch die Medizin ziehen.

Die altägyptische Medizin beginnt um 2900 v.Chr. und ist in sieben Papyri – die bekanntesten sind von Ebers (Salbeneinreibung) und Smith (Einrenkung) – überliefert. Berichte aus dem Zweistromland Mesopotamien (Hammurabi) um 2100 v. Chr. beschreiben Manipulationen am Rücken oder allgemeine Mechanotherapie. In der Sammlung des Susruta (1500 v. Chr.) aus der indischen Heilkunde sind die ältesten Darstellungen von Wirbelsäulenbehandlungen. Schon hier ging es um die Extension der Wirbelsäule und um die Einrenkung von Gelenken. Erst viel später folgt Asklepius, ein thessalischer Heilheros, der bedeutendste Arzt der mythologischen Epoche, welcher für die Schule der Heilkundigen (Asklepiaden) steht. Teile des Körpers soweit wie möglich in ihre natürliche Lage zu bringen, notfalls mit Bandagen, war unter anderem ein wesentlicher Teil dieser Medizin.

Hippokrates, um 460 v. Chr. auf der Insel Kos geboren, hat in seinem Gesamtwerk, dem „Corpus hippocraticum", viele Darstellungen über eine Mechanotherapie der Wirbelsäule gegeben. Er kannte Begriffe wie Kyphose, Lordose, Skoliose und Erschütterung. Von Apollonius von Kitium (60 v. Chr.) stammen die bedeutendsten, auch plastisch bebilderten Schriften „über die Gelenke".

Bei den Römern spielten Asklepiades (91 v. Chr.) in Rom mit Wasserkuren und Mechanotherapie, vor allem aber Galen aus Pergamon (131 bis 206 n. Chr.) die bedeutendste Rolle. Letzterer war Leibarzt von Kaiser Marc Aurel und hatte als ärztlicher Leiter der Gladiatorenschule einmalige Möglichkeiten, therapeutische Erfahrungen zu sammeln. Er sagt, dass „Sesis" die Bezeichnung für eine Zerrung der Bänder ohne Verrenkung der Wirbel ist. Nur in der Schule von Salerno unter ihrem hervorragenden Leiter Africaneus wurde systematisch ausgebildet.

Im frühen Mittelalter (1200 bis 1500) waren Bader, Barbiere und Scharfrichter diejenigen, welche aufgrund ihrer praktischen Erfahrung die Manipulation an Gelenken ausübten. Andreas Vesalius aus Padua (urspr. aus Wesel) hat 1543 sein bedeutendes anatomisches Werk über die „fabricia des menschlichen Körpers" herausgebracht, Leonardo da Vinci (1513) seine anatomischen Zeichnungen.

Als Vater der unblutigen wie blutigen Chirurgie gilt Ambroise Paré aus Paris (1510 bis 1590). Als Sohn des Barbiers des Grafen von Laval wirkte er später im Hôtel Dieu, dem berühmten Spital in Paris. Er hat sich sehr intensiv mit der Mechanotherapie der Wirbelsäule beschäftigt und die Behandlung in fünf „Intentions" eingeteilt – wie Immobilisierung („tenir"), Extension („tirer"), Druck (pousser), Retention und Bekämpfung übler Zufälle (corriger les accidens). Er hat darüber hinaus mit Flaschenzug und Schlinge behandelt. Der Anatomchirurg Fabrizius ab Aquapendente (1537 bis 1609) hat sich besonders mit dem Apparatebau beschäftigt.

Ein Großer ist Sir Francis Glisson (1597 bis 1677), der ursprünglich in Cambridge, später in London wirkte und sich sehr intensiv mit Extension und Heilgymnastik befasste.

Das 18. Jahrhundert war insgesamt eine Blütezeit der Manuellen Wirbelsäulentherapie. Interessant ist die Geschichte der „Bonesetter" in England – erstmalig 1583 erwähnt (St.-Bartholomeus-Hospital in London) und bis 1880 eine der bedeutendsten Randgruppen, die ihr Wissen oft über viele Generationen in der Familie weitergegeben haben. Nicht zuletzt hat auch die Familie Cyriax hier ihr großes Wissen erlangt.

1816 hat der Instrumentenmacher Jörg G. Heine im ehemaligen Stephanskloster in Würzburg die erste orthopädische Heilanstalt, die bald Weltruf erlangte, eröffnet. Auch von anderen wurden Streckstühle, Extensionssäulen, spezielle Betten oder Fortbewegungsfahrzeuge mit gleichzeitigen Therapieeffekten entwickelt. Der Schweizer Arzt Otto Naegeli hat um 1900 ein Buch über „Nervenleiden und Nervenschmerzen, ihre Behandlung und Heilung durch Handgriffe" geschrieben.

Eine interessante Entwicklung gab es auch in den USA, wo Dr. A. T. Still um 1840 seine Methode der Osteopathie begründet hat. Als Pathologe hat er während der Indianerkriege reichlich anatomische Studien durchführen können, später war er Militärarzt im Amerikanischen Bürgerkrieg. Sein eigentliches Werk entstand 1874. Er gründete spezielle osteopathische Hochschulen, in denen man auch noch heute eine medizinische Ausbildung erfahren kann. Ihre Grundelemente sind, dass der gesunde Mensch eine natürliche Immunität hat, deren Verlust auch zu Veränderungen des Skeletts, insbesondere der Wirbelsäule – der osteopathischen Läsion – führt. Durch seine manuellen Techniken können diese vorwiegend funktionellen Veränderungen vielfach beseitigt und dem Organismus seine natürliche Abwehrfähigkeit wiedergegeben werden.

Auf anderer Basis arbeitete der frühere Gemischtwarenhändler D. D. Palmer aus Davenport, der um 1890 eine Schule für Chiropraktik gründete, welche von seinen Söhnen und Enkeln weitergeführt wurde. Diese Schule basiert vorwiegend auf der Theorie, dass Wirbelverschiebungen durch Druck auf die Rückennerven den normalen Lebensstrom aufhalten und mit den Händen zurechtgeschoben werden müssen. Atlas-Blockierungen werden mit dem so genannten HiO (Hole in One), einem einzigen gekonnt rotierenden Schubstoß, zurechtgerückt und damit verschiedene – auch entferntere Störungen – der Körperfunktion therapeutisch beeinflusst.

Erst nach dem Zweiten Weltkrieg begann in Europa und im deutschsprachigen Raum eine Renaissance der Manuellen Medizin. Sie ist mit den Namen der Chirurgen Junghanns und Zukschwerdt verbunden. 1953 wurde in Hamburg die „Forschungsgemein-schaft für Arthrologie und Chirotherapie" (FAC), 1955 von Dr. Sell in Isny-Neutrauchburg die Deut-sche Gesellschaft für Manuelle Medizin gegründet. Viele bedeutende Persönlichkeiten haben versucht, neben ihrer praktischen Erfahrung theoretisches Basiswissen in die Manuelle Medizin einzubringen. Zu nennen sind u. a. Sandberg, Gutmann (Hamm), Wolff (Trier) oder Tilscher (Wien), die Engländer Stoddard, Menell und Cyriax, die Franzosen um Maigne, die Skandinavier um Evjent und Kaltenborn, die Tschechen Levit und Jirout.

Zur Häufigkeit von Erkrankungen

des Stütz- und Bewegungsapparates

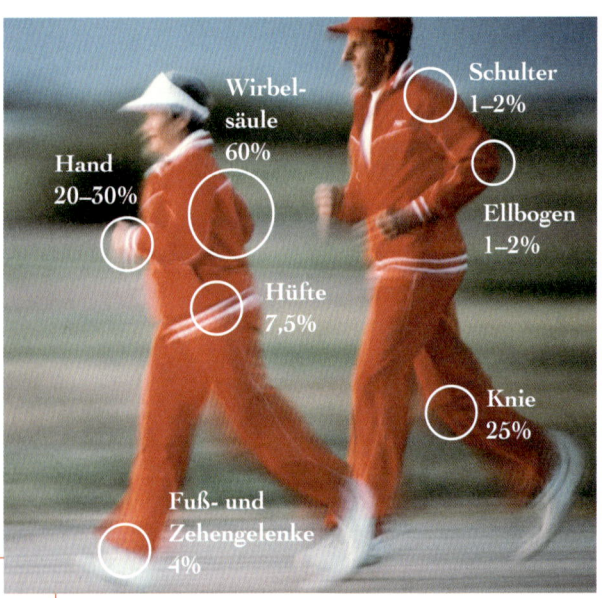

Hand
20–30%

Wirbel-
säule
60%

Schulter
1–2%

Ellbogen
1–2%

Hüfte
7,5%

Knie
25%

Fuß- und
Zehengelenke
4%

Volkskrankheit Arthrose

**Welche Gelenkschmerzen
sind am häufigsten (Singer):
(Mehrfachnennungen möglich)**

1. Wirbelsäule	60%
2. Knie	25%
3. Hand	20–30%
4. Hüfte	7,5%
5. Fuß/Zehen	4%
6. Schulter/Ellbogen	1–2%

Abb. 1

Nach den Zahlen des Hauptverbandes der Österreichischen Sozialversicherungsträger mussten im
Jahr 2000 39,204.749 Krankenstandstage gezählt
werden. 21,82% davon, nämlich 8,557.076, betrafen
die Erkrankungen des Stütz- und Bewegungsapparates („Krankheiten des Skeletts, der Muskeln, des
Bindegewebes"), die damit vor den Krankheiten
der oberen Luftwege mit 7,207.124 Krankenstands-
tagen die Tabelle der Krankenstandstage verursa-
chenden Erkrankungen anführt.

Mit 461.176 Krankenstandsfällen stand die
Krankheitsgruppe „Krankheiten des Skeletts, der Muskeln und des Bindegewebes"

an zweiter Stelle hinter den Krankheiten der oberen Luftwege mit 998.619 arbeitsunfähigen Menschen. Insgesamt waren in Österreich im Jahr 2000 466.532 Menschen dauernd erwerbsunfähig. Die Erkrankungen des Stütz- und Bewegungsapparates standen auch als Ursache von Pensionen der geminderten Arbeitsfähigkeit bzw. der dauernden Erwerbsunfähigkeit mit 196.651 Personen (42,15%) deutlich an der Spitze (gefolgt von der Gruppe der psychi-

Nach Taimela erfolgte eine genaue Einteilung der unteren Rückenschmerzen

Definition des Rückenschmerzes

Akuter Schmerz des unteren Rückens (acute LBP – Low Back Pain)

Rezidivierender (akuter oder chronischer) Schmerz des unteren Rückens (recurrent LBP)

Subakute Schmerzen des unteren Rückens (subacute LBP)

Chronischer Schmerz des unteren Rückens (chronic LBP)

atrischen Erkrankungen mit 55.389 [11,87%]). Die Erkrankungen des Stütz- und Bewegungsapparates standen auch als Ursache von Neuzugängen bei Pensionen der geminderten Arbeitsfähigkeit bzw. der dauernden Erwerbsunfähigkeit im Jahr 2000 mit 15.048 Personen (44,58%) von insgesamt 33.755 deutlich an der Spitze (wieder gefolgt von der Gruppe der psychiatrischen Erkrankungen mit 5.461 [16,17%]).

| Dauer 0–7 (oberes Limit 4–6 Wochen) |
| Auftreten einer neuen oder Verschlimmerung bereits vorher bestehender Schmerzen |
| Dauer 7 Wochen bis 3 Monate (6 Wochen bis 6 Monate) |
| Dauer länger als 3 (länger als 6) Monate |

Tab. 4

Der Umfang des Rückenschmerzproblems

Aus neueren Untersuchungen ist die Inzidenz von Rückenschmerzen näher bekannt. Nachemson gibt einen Überblick über internationale epidemiologische Studien zur Inzidenz und Prävalenz von Rückenschmerzen. Die Ergebnisse werden in Tab. 1 aufgelistet. Aus epidemiologischen Studien von Hettinger, Krämer, Kügelgen und Hilemacher geht hervor, dass bei einer Population von 61 Mio. Menschen in den alten Bundesländern (Zahlen für den Zeitraum nach der Wiedervereinigung sind derzeit noch nicht publiziert) 18 Mio. Tage mit Arbeitsunfähigkeit/Jahr induziert werden. Dadurch werden 4% der gesamten Arbeitskraft in Deutschland ausgeschaltet. Im Durchschnitt beträgt die Arbeitsunfähigkeit/Jahr pro betroffenem Patient zehn Tage. Die mittlere Zeitdauer der während der Phase von Rückenschmerzen notwendigen Kompensation aufgrund von Arbeitsausfall für den Kostenträger umfasst zwischen vier und neun Wochen. Die vorliegenden Zahlen der Industrienationen (Vereinigte Staaten von Amerika, Kanada,

Großbritannien, Deutschland, Niederlande und Schweden), zeigen eine vergleichbare und nahezu identische epidemiologische Situation. In jedem dieser Länder ist die Behinderung durch Rückenschmerzen ein großes Gesundheitsproblem und in vielen sind Rückenschmerzen das zweite führende Symptom, das den Patienten in die Arztpraxis bringt. Rückenschmerzen und Schmerzen im Bereich der oberen Extremität und des Halses sind bei Menschen unter dem 70. Lebensjahr der häufigste Grund für einen stationären Behandlungsaufenthalt im Krankenhaus. Chelius und Kerr haben das Ausmaß der Kosten von Rückenschmerzen pro Arbeitnehmer in den Vereinigten Staaten analysiert (Tab. 2, Tab. 3).

Häufigkeit von Rückenschmerzen in verschiedenen Ländern		
Land	Population (Mio.)	AU-Tage/Jahr (Mio.)
USA	240	20
Kanada	23	10
UK	55	33
Deutschland	61	16
NL	14	4
Schweden	8,5	28

Mittlere Kosten aufgrund von Rückenschmerzen pro ArbeitnehmerIn in 12 repräsentativen Arbeitsbereichen
(Chelius, Galvin, Owens)

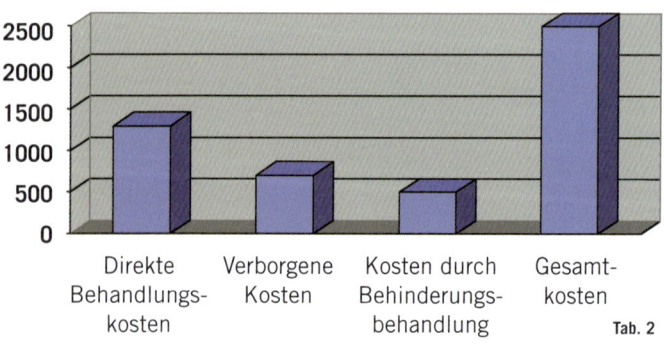

Tab. 2

Produktivitäts-verlust (%)	Arbeitsunfähigkeit (Tage/Pat./Jahre)	Versicherungs-Kompensation (%)
2	9	0–80
2	20	40–90
2	30	0–80
4	10	100
4	25	80
8	40	100

Tab. 1

Zunahme der Kosten durch Rückenschmerzen bis zum Jahr 1990 in Vergleich zu den Kosten im Jahr 1970

(Kerr)

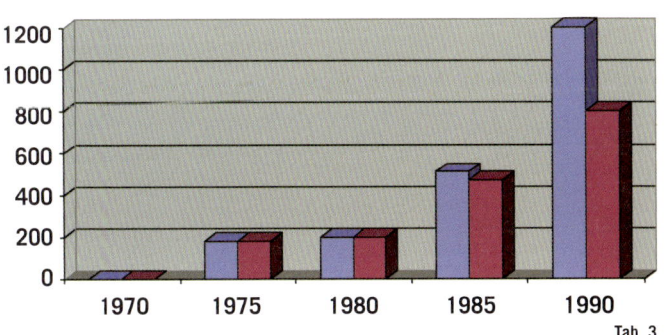

Tab. 3

Zu diesem kostenträchtigen Problem wurde in Deutschland 1994 von der Pharmametrics GmbH im Auftrag der Firma Sanofi-Winthrop eine so genannte „Cost- of-illness-Studie" durchgeführt. Zielpersonen der Untersuchung waren niedergelassene Allgemeinmediziner, Internisten und Orthopäden in Deutschland. Aus diesen Berechnungen geht hervor, dass Krankheitszeiten wegen Rückenschmerzen weitaus größere Kosten verursachen als die Behandlung selbst. Zum Beispiel sind in Deutschland 40% aller Arbeitsunfähigkeitstage durch Rückenbeschwerden verursacht. Vergleichbare Zahlen haben Schwarzt et al. vorgelegt (Datenquelle: Gmünder EK, EVaS-Studie, GK-Arzneimittelreport): Die direkten Kosten bei Rückenschmerzen (ICD 720–724) betrugen hochgerechnet für Deutschland jährlich 9,436 Mrd. DM. Davon wurden für Krankenhausbehandlungen 2,378 Mrd. DM (2,24% der Gesamtausgaben), für stationäre medizinische Rehabilitation 3,198 Mrd. DM (29,34% der Gesamtausgaben) und für ambulante Behandlung 3,860 Mrd. DM (7,38% der Gesamtausgaben) aufgewendet.

Die indirekten Kosten betrugen im gleichen Zeitraum 21,732 Mrd. DM. Davon fielen auf Arbeitsunfähigkeitstage bis zur 6. Krankheitswoche 6,998 Mrd. DM , auf AU-Tage nach der 6. Krankheitswoche 3,930 Mrd. DM, auf Rentenzugänge und Renten 6,038 Mrd. DM und berufliche Rehabilitation der Bundesanstalt für Arbeit 4,732 Mrd. DM. Demnach ist also die ökonomische Auswirkung von Rückenschmerzen in Deutschland sogar noch größer als in England, wobei nur von einigen Patienten hohe Kosten verursacht werden, denn 5% der Patienten verursachen 40–50% der Kosten. Deutschland bildet auch das Schlusslicht bezüglich der Wiederaufnahme der Arbeit bei Patienten mit zwölfwöchiger Arbeitsunfähigkeit nach ein und zwei Jahren. Nur 35% dieser Patienten waren nach 2 Jahren wieder arbeitsfähig. Rückenschmerzen sind besonders in ihrer chronifizierten Form für den Einzelnen und für die Gesamtheit von Bedeutung. Nach der Dauer der Beschwerden folgt folgender Verlusteinteilung (Tab. 4).

Wirbelsäulenerkrankungen

Unter den genannten Zahlen finden sich sonst häufig Wirbelsäulenerkrankungen, besonders die Störungen der Lenden-Becken-Hüft-Region mit ihrem wichtigsten Symptom, dem Kreuzschmerz, mit welchem durchschnittlich 85% der erwachsenen Bevölkerung in den Industrieländern bereits konfrontiert worden waren (Tab. 5). Doch gleich danach kommen die immer häufiger werdenden Kopf-, Nacken-, Schulter-, Armbeschwerden (Tab. 6).

Rückenschmerzen (Industrienationen) Umfang

85%	der Bevölkerung mindestens 1x/Leben
30–40%	Punktprävalenz
65%	1-Jahres-Prävalenz bei belasteten Gruppen
70%	Lumbaler Bereich
2. Stelle	aller Erkrankungen, die zum Arzt führen:
	Wirbelsäulenerkrankungen

Rückenschmerzen in Industrienationen nach Hildebrandt J., Pfingsten M.

Tab. 5

Erklärung: Punktprävalenz: gerade jetzt haben 30 bis 40% der Bevölkerung Rückenschmerzen
1-Jahres-Prävalenz: im Laufe eines Jahres haben 65% von körperlich schwer belasteten Menschen Rückenschmerzen
Lumbaler Bereich: die Gegend der Lendenwirbelsäule

Rückenschmerzen (Industrienationen) Umfang

56%   der arbeitenden Bevölkerung

3%   der arbeitenden Bevölkerung
(Schmerzen > 31 Tage)

Zweithäufigster Grund für Arztbesuch
Häufigster Grund für stationäre Behandlung:
Rücken-, Hals-, Extremitätenprobleme (obere)
30%   stationäre Aufenthalte durch
oben genannte Probleme (USA)

**Rückenschmerzen in Industrienationen
nach Göbel H.**   Tab. 6

Wirbelsäulen-, Rückenschmerzen in Österreich
Altersspezifisch berechnet

Bei einem Stand der über 30-jährigen in Österreich von hatten davon:	5,230.338
85% schon einmal Wirbelsäulenbeschwerden	4,445.787
40% haben derzeit Beschwerden	2,092.135
25% haben keine weiterführenden Befunde in den Röntgenaufnahmen (= unspezifisch)	1,778.314
30% leiden derzeit unter einem Zervikalsyndrom (Beschwerden seitens der Halswirbelsäule)	1,569.101

Rückenschmerzen bei Menschen über 30 Jahre in Österreich

Blickt man näher auf die vorgegebenen Tafeln, dann wird man erkennen, dass derzeit in Österreich rund 2 Mio. Menschen Rückenschmerzen haben, bei denen man von 1,7 Mio. nicht genau weiß, warum, weil für sie, wie eingangs erwähnt, die apparative Diagnostik nicht zuständig ist und deren Beschwerden nur durch die manuelle, d. h. klinisch-manuelle Untersuchung diagnostisch eingeordnet werden können (Tab. 7).

Der Fehlbegriff „Rückenschmerz"

Bereits der Ausdruck Rückenschmerz ist nicht gerade präzise, heißt doch im deutschen Sprachgebrauch Rücken die Gegend, auf dem der Rucksack liegt, also die Brustwirbelsäule.

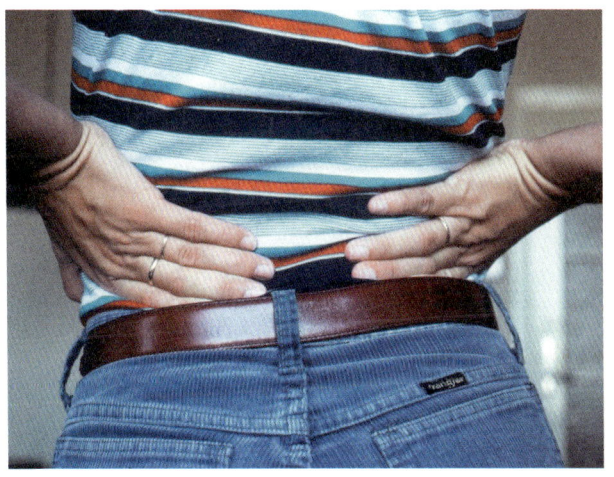

„Kreuzschmerz"

Bei unserer Tätigkeit am Krankenbett ließen wir uns von den Menschen mit den so genannten Rückenschmerzen genau die Stelle ihres Schmerzes beschreiben. Es war in den meisten Fällen die Gegend des Os sacrum, des „Kreuzbeines", weshalb der Ausdruck Kreuzschmerz weiterhin so berechtigt ist, wie der englische Ausdruck „Low-Back-Pain".

Aber nicht nur der Rückenschmerz ist eine Domäne der Manuellen Medizin.

Nacken-Schulter-Arm-Probleme

Auch der schmerzhafte Befall der Nacken-Schulter-Arm-Region, der als „unteres Zervikalsyndrom" bezeichnet wird, womit aber keine weitere Spezifizierung erfolgt ist, hat verschiedenste Ursachen. In zunehmendem Maß werden Frauen davon befallen, wobei sich einmal mehr zeigt, dass diese Erkrankung, wie viele andere Wirbelsäulenerkrankungen, verschiedenste Ursachen hat, besonders auch psychische, nachdem gerade die Muskeln des Nacken-Schulter-Arm-Bereiches auch Projektionszonen der Seele sind.

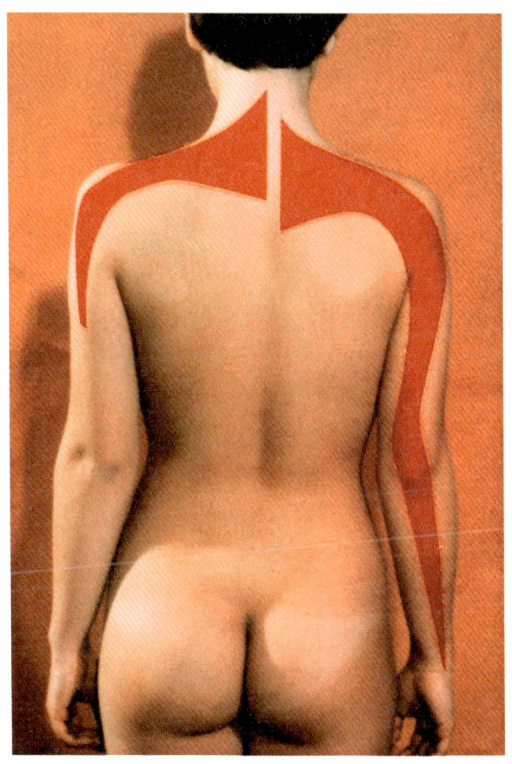

Unteres Zervikalsyndrom

Die Schmerzen in den so genannten peripheren Gelenken

Wie aus der Tabelle über die Häufigkeit des schmerzhaften Befalls von Regionen des Bewegungsapparates ersichtlich ist, leiden viele Menschen vor allem unter Knieschmerzen, Schmerzen in der Hüfte, dem Fuß, den Zehen, dem Ellbogen, der Schulter etc. Auch hier muss diese hochtechnisierte Diagnostik von einschlägigen Erkrankungen, d. h. Laboruntersuchungen, besonders aber bildgebende Verfahren einschließlich der Magnetresonanz-Tomographie nur dadurch richtig bewertet werden, indem der Patient bzw. seine gestörten Strukturen auch klinisch (einmal mehr) manuell untersucht werden.

Besonders beim Knie und bei den Schultergelenken ist dies notwendig, ist doch die Konsequenz mancher Befunde dieser bildgebenden Verfahren die chirurgische Intervention, immerhin ein nicht zu unterschätzender Eingriff. Es scheint also für den geneigten Leser als eine wichtige Information bisher zu gelten, bei Schmerzen des Stütz- und Bewegungsapparates sich vor allem manualmedizinisch ausgebildeten Ärzten anzuvertrauen und von ihnen eine klinische Untersuchung zu wünschen.

Die Bedeutung
der Manuellen Medizin

Die Orthopädie und ihr großer Bruder, die orthopädische Chirurgie

Veränderungen der Schwerpunkte von Erkrankungen, Krankheitsbildern und Krankheitsverläufen betreffen auch die Orthopädie. Die in den so genannten Entwicklungsländern noch immer im Straßenbild durch Hinken, Lahmheit, Verkrüppelung auffallenden Menschen, die auch besonders als Folge des Krieges in unseren Ländern zu beobachten waren, sind weitgehend verschwunden. Diese Tatsache muss zweifellos auf das Greifen entsprechender Maßnahmen im Sinne der Prävention und Vorsorgemedizin zurückgeführt werden, in der orthopädisches Wissen von

Fachärzten der Orthopädie und orthopädischen Chirurgie, aber auch von Kinderärzten, Schulärzten und von praktischen Ärzten angewandt worden war.

Die Entwicklung auf dem Gebiet des chirurgisch Machbaren hat in der Orthopädie Möglichkeiten geschaffen, die auch einen Überschwang erkennen lassen. Die Schaffung des Fachtitels „Orthopädie und orthopädische Chirurgie" drückt zwar ideologisch das Bewusstsein aus, auf einer nicht chirurgischen konservativen Basis zu arbeiten, kann aber auch in der Reihenfolge der Namen als übertriebene Bescheidenheit interpretiert werden. So versteht sich der Orthopäde im Allgemeinen als orthopädischer Chirurg, wohingegen der nichtchirurgische Orthopäde seinen Tätigkeitsbereich als konservative Orthopädie bezeichnen muss! Die Möglichkeit, durch die modernen bildgebenden Verfahren und die labormäßig zu erhebenden Befundungen Indikationen zur anatomischen Rekonstruktion durch die Operation zu stellen, ist in vielen Fällen berechtigt, lässt aber andererseits dadurch die diagnostizierte Pathomorphologie (gestaltliche Veränderung) als Krankheitsursache Denkmodelle entstehen, die nicht überall angewendet werden können.

Die orthopädische Chirurgie bedarf naturgemäß der Errichtung von entsprechenden Kliniken und Spitälern, in welchen einschlägig Erkrankte mit Problemen auf der Basis von schweren gestaltlichen Veränderungen stationär aufgenommen werden und dort auch operativen Eingriffen unterzogen werden.

Die schicksalhafte Vernachlässigung der konservativen Orthopädie

Diese Kliniken und Spitäler dienen auch der Ausbildung und dem Training von Medizinern, die – was den Bewegungsapparat anlangt – Erkrankungen durch pathomorphologische Veränderungen und deren chirurgische Behandlungen gelehrt bekommen. Die solchermaßen ausgebildeten Ärztinnen und Ärzte werden allerdings bei ihrer Niederlassung in einer Praxis mit orthopädischen Erkrankungen konfrontiert, auf die sie weder hinsichtlich deren Diagnose noch deren Therapie und damit auch nicht auf deren Prävention entsprechend vorbereitet sind. Es ist verständlich, dass hier der orthopädische Chirurg seine Fähigkeiten vom Gebiet „was muss man operieren?" auch auf das Gebiet „was kann man operieren?" ausdehnt und damit das Gebiet „was soll man nicht operieren?" immer schmäler wird. Der Großteil der ambulant behandelten Menschen mit Störungen des Stütz- und Bewegungsapparates leidet an Schmerzen durch Funktionsstörungen (Strukturstörungen) und nicht Funktionszerstörungen (Strukturzerstörungen) des Bewegungsapparates und bietet damit keine Gründe zu operativen Eingriffen.

Die Probleme
der befundorientierten Schulmedizin

Die Funktionsstörungen (Fehlhaltungen, Fehlbewegungen) – durch Nervenfühler ausgelöste Schmerzreize –, die in den bildgebenden Verfahren wie dem Röntgen keinen krankhaften Befund liefern, lassen eine bedenkliche Unsicherheit in der Diagnostik und in der Therapie entstehen. Die unverzichtbare Exaktheit der Schulmedizin gerät hier in Form der Duldung von provisorischen Diagnosen wie „Abnützung", „Bandscheibenschaden", „Diskopathie", „Muskelrheumatismus" bis zur voreiligen Verwendung des Begriffes „somatoforme Angststörungen" in eine Art Notstand (Kapfhammer, Nervenarzt, Springer 2001).

Das Bauen auf die Hochtechnologie der Medizin hat den klinischen Blick der Mediziner eingeschläfert.

Dies ist aber nicht nur der Dynamik der Industrie anzulasten, diese hat auch wenig Interesse am Einsatz klinischer Erfahrungen und manueller Geschicklichkeit. Dazu kommt noch der Einfluss der „opinion leader" der Medizin, vorwiegend Primar- oder Chefärzte, also MedizinerInnen, die durch ihre Position vorwiegend mit gestaltlichen Veränderungen als Krankheitsursache konfrontiert werden.

Der unspezifische Kreuzschmerz, Zervikalsyndrome und andere eigentlich nicht existente Erkrankungen

Die Behandlungsstrategien beispielsweise eines der häufigsten Schmerzbilder des Menschen überhaupt, nämlich des Kreuzschmerzes, werden durch das Fehlen einer entsprechenden Ausbildungsordnung, auch dem Arzt für Allgemeinmedizin, der besonders mit schmerzhaften Funktionsstörungen des Bewegungsapparates konfrontiert wird, nicht gelehrt. Beim Kreuzschmerz werden von der Schulmedizin vor allem gestaltliche Veränderungen für seine Entstehung gesucht werden (spezifischer Kreuzschmerz), die allerdings nur in 15% der Fälle nachweisbar sind, so dass 85% der Erkrankten in Abhängigkeit von den konsultierten Fachvertretern aus differenten Blickwinkeln und nach verschiedensten Gesichtspunkten hin behandelt werden.

Auch die gezielte Behandlung des so genannten „halswirbelsäulenbedingten Kopfschmerzes", der von den Kopfschmerzspezialisten in seiner Existenz überhaupt geleugnet wird, weil die zu seiner Diagnostik notwendigen klinischen Untersuchungstechniken nicht bekannt sind, lässt in diesem Zusammenhang viele Fragen offen. Nebenbei scheint die genannte Exaktheit der Schulmedizin fraglich, wenn Kopfschmerzformen (Spannungskopfschmerz) lediglich durch Schmerzbeschreibungen seitens des Patienten eingeordnet werden. (Wie werden beispielsweise fremdsprachige Patienten in solchen Fällen betreut?)

Funktionsstörungen (des Bewegungsapparates) und ihre wissenschaftliche Bearbeitung

Die unbefriedigende Situation, in der sich letzten Endes die vielen an Funktionsstörungen Erkrankten befinden, und die mangelhafte Würdigung der zu deren Betreuung eingesetzten Methoden durch die Schulmedizin hat auch ihre Ursachen darin, dass diese wissenschaftlich schwer bearbeitbar sind. So lassen sich z. B. durch Funktionsstörungen verursachte wirbelsäulenbedingte Schmerzsyndrome mit ihren vielfältigen Ursachen zahlenmäßig schwer erfassen und sind dadurch objektiven Kriterien schwer zugänglich.

Wissenschaftlich Tätige setzen sich aus diesen Gründen nicht gerade bevorzugt mit diesem Bereich der Medizin auseinander. Dies betrifft nicht nur die Funktionsstörungen des Bewegungsapparates mit der damit befassten Manuellen Medizin, sondern auch die Mehrzahl aller Funktions- und Befindensstörungen des Menschen. Die dabei eingesetzten Behandlungsformen der

Ärztinnen und der Ärzte werden – wahrscheinlich im Wissen um das Fehlen so genannter schulmedizinischer Methoden – wohlwollend als „komplementäre Möglichkeiten" bezeichnet, bei weniger Wohlwollen als Randgebiete, alternative Methoden oder gar als Paramedizin.

Die Manuelle Medizin und ihre wissenschaftlichen Grundlagen

Zum besseren Verständnis bei der näheren Erläuterung chirodiagnostischer und chirotherapeutischer Methoden soll auf einige wesentliche Punkte aus der funktionellen Pathologie hingewiesen werden.

Wissenswertes zum Bewegungsapparat

Wirbelsäule und Muskulatur aus anatomischer Sicht

Die Wirbelsäule erscheint in der Seitenansicht als doppelt-s-förmiges Gebilde. Diese spezielle Ausformung erfüllt gemeinsam mit den Bandscheiben die Funktion eines natürlichen Stoßdämpfers. Sie kann in vier Regionen aufgegliedert werden:

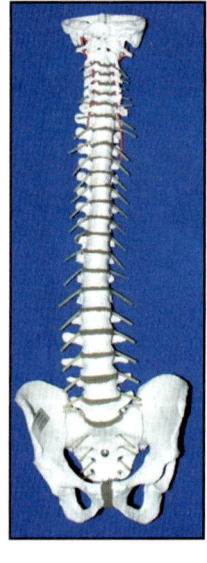

Halswirbelsäule mit sieben Halswirbeln (HWS)

Brustwirbelsäule mit zwölf Brustwirbeln (BWS)

Lendenwirbelsäule mit fünf Lendenwirbeln (LWS)

Kreuz-Steißbein-Region

Die einzelnen Wirbel sind ab dem zweiten Halswirbel bis zum Kreuzbein durch elastische Bandscheiben getrennt und stehen mittels paariger kleiner Wirbelgelenke untereinander in beweglicher Verbindung. Die mit den Wirbelkörpern verschmolzenen rückwärts gelegenen Wirbelbögen enden in Dornfortsätzen und bilden in ihrer Summe einen Kanal, in dem, von Rückenmarkshäuten geschützt, das Rückenmark verläuft. Über seitliche Zwischenwirbellöcher verlassen die vom Rückenmark ausgehenden paarigen Nervenwurzeln unter weiterer Aufteilung die Wirbelsäule und ziehen zu ihren Bestimmungsstrukturen.

Bandscheiben, Bänder, Muskeln und Gelenke erlauben die vorgegebene Bewegungsmöglichkeit der einzelnen Wirbelsäulenregionen, wobei der Bewegungsspielraum zwischen den Einzelwirbeln relativ gering ist. Die Bänder und die Gelenkkonstruktion beschränken andererseits das Bewegungsausmaß so weit, dass der Schutz des Rückenmarks gewährleistet bleibt, und erfüllen somit eine Tresorfunktion. Ein komplexes Muskelsystem aus langen und kurzen Muskeln, die so genannte autochthone Muskulatur, bildet sich aus paarig neben der Wirbelsäule verlaufenden, vom Kreuzbein bis zum Hinterhaupt reichenden Muskelsträngen, die in ihrer Gesamtheit als Rückenstrecker (M. erector trunci) bezeichnet werden.

Aufgaben der Wirbelsäule

Fasst man die vielfältigen Aufgaben der Wirbelsäule zusammen, so ergibt sich folgendes Bild:
Die Wirbelsäule dient

- als Zentrum des Bewegungsapparates (Achsenorgan),
- als Stütze der aufrechten Haltung,
- zur Vermittlung von Körperbewegungen,
- als Schutz für Rückenmark, Nervenwurzeln und Blutgefäße (Tresorfunktion),
- als Organ der Haltungs- und Bewegungsorientierung (Nervenfühler in den Wirbelbogengelenken, Bändern und Muskeln),
- als Effektor der optischen und akustischen Zuwendung („den Blick wenden", „hinhören"),
- als Ausdrucksorgan seelischer Vorgänge („den Kopf hängen lassen", „den Kopf einziehen", „halsstarrig", „von Kummer gebeugt").

Das Gesamtsystem ist in allen strukturellen und funktionellen Einzelbereichen störbar.

Viele Erkrankungen der Wirbelsäule spielen sich nun zwischen zwei Wirbeln ab, im so genannten „Bewegungssegment", dem Raum, der ausgefüllt wird von

– den Bändern,

– der Bandscheibe,

– den gelenkigen Strukturen und kurzen Muskeln sowie

– ihrer nervlichen Versorgung.

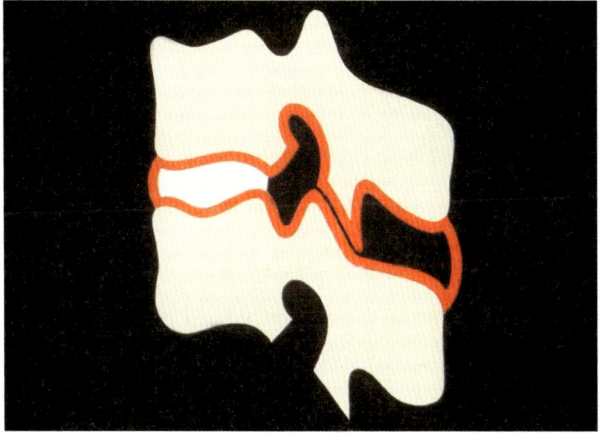

Bewegungssegment (Bänder, Bandscheibe, Gelenk etc.)

Aufgrund der Gliederung des Achsenorgans Wirbelsäule sowie seiner Muskulatur ist diese eine Funktionseinheit der statischen Bewegung bzw. einer beweglichen Statik.

Und die Wirbelsäule braucht Bewegung – nicht zu wenig und nicht zu viel.

Wird sie statisch überbelastet, d. h. in Form des langen Sitzens oder Stehens, senden Schmerzfühler, welche die örtliche Belastung in einem Teil des Bewegungsapparates (es muss nicht immer die Bandscheibe sein, die überlastet wird, es können auch Muskelansätze, Bandansätze bzw. die Gelenke sein) feststellen, ein Signal, dass hier Gefahr droht und man Ausgleichsbewegungen machen sollte.

Aber auch das Zuviel an Bewegung bzw. zu starke Bewegungsexkursionen wird von eben diesen Sensoren gemeldet, dass gerade diese Bewegung eine Gefahr für das Gewebe darstellen könnte. Alles, was Schmerz mit sich bringt, wie z. B. die Muskelverspannung, sind weitere Reaktionen auf diese Schmerzreize. Entsprechend den Aufgaben als Haltungs- und Bewegungsorientierung ist es ganz wichtig festzustellen, dass im Be-

wegungssegment, speziell in den Wirbelbogengelenken, zwei Arten von Nervenfühlern sind:

- ■ Nervenfühler, die uns über die Stellung zweier
  Wirbel informieren,
- ■ Nervenfühler, die uns über die Bewegung
  zweier Wirbel zueinander informieren.

Das Denkmodell Bewegungssegment

Mit der Einführung des Denkmodells „Bewegungssegment" in die Wirbelsäulenkunde stand der Manuellen Medizin erstmals ein von der rein beschrei-
benden Anatomie gelöstes ideologisches Gebilde
zur Verfügung, das die theoretische Basis der Manuellen Medizin untermauern konnte und welche
sie dringend brauchte.

Ohne dieses „Funktionsmodell", das aus jeweils
zwei Wirbelkörpern, der verbindenden Bandscheibe, den Wirbelgelenken und dem Muskel-
Bandapparat besteht, sind viele Erkrankungen nicht erklärbar.

Als logische Konsequenz ergibt sich daraus für die Manuelle Medizin die Aufgabe, den Ort und die Art der gestörten Funktion zu erkennen und anschließend zu versuchen, durch geeignete Behandlungsmaßnahmen die Normalfunktion wiederherzustellen.

Als häufigste Störungsträger wirken:

- Gelenke
- Muskulatur
- Bandscheiben
- Bänder

Ohne Wissen um die normale Wirbelsäulen- und periphere Gelenksfunktion, ihre Störungsmöglichkeiten und deren Erkennung bleibt die Manuelle Therapie auf Zufallserfolge beschränkt.

Das Schmerzgeschehen

Wichtigstes Symptom und zugleich Indikation zur ärztlichen Tätigkeit bei einer körperlichen Erkrankung ist der Warner „Schmerz". Das Auftreten von Schmerzempfindungen zeigt einen örtlichen Gewebsreiz an, der durch verschiedene Störungen, unbeschadet ihrer Art, ausgelöst werden kann. Sobald dieser eine bestimmte Intensität überschreitet, versagen auch die **Schmerzhemmungsmechanismen.** Wesentlich ist dabei, dass das Schmerzgeschehen nicht nur von der Störung des Körpers abhängig ist, sondern auch durch Gegebenheiten (Hemmung oder Bahnung) im Zentralnervensystem wie Rückenmark und Gehirn mitbestimmt wird. Es entsteht dadurch eine Änderungsmöglichkeit der Schmerzempfindlichkeit. Gleiches gilt für den Ort und die Unterscheidbarkeit des Schmerzgeschehens. Der ursprünglichste Sinn der Schmerzwahrnehmung ist somit die Schutzwirkung. Die häufigste und wichtigste Schmerzart des Bewegungsapparates ist der Schmerz durch die Reizung von Nervenfühlern und nicht der von eingeklemmten Nerven.

„Nozizeption" (Schmerzentstehung) und die Reaktion darauf

Die an Ort und Stelle einer drohenden Schädigung auftretenden Entzündungszeichen sind das Ergebnis von so genannten Schmerzsubstanzen, welche die Schmerzintensität bestimmen und auch auf Medikamente wie „Antirheumatika" gut ansprechen. Chronische Schmerzen verändern die psychische Grundsituation des Patienten oft in Richtung depressiver Verstimmungszustände.

Schmerzprojektion – Ausstrahlungsschmerz

Die Schmerzausbreitung – der Ausstrahlungsschmerz – ist das Ergebnis differenter Vorgänge, d. h. nicht alle Ausstrahlungsschmerzen sind wie bemerkt das Ergebnis von eingeklemmten Nervenwurzeln. Im Gegenteil – sehr häufig werden Ausstrahlungsschmerzen durch reflektorische Muskelverspannungen großer Muskeln, z. B. im Beinbereich, aber auch im Armbereich verursacht.

Gelenkbedingte Funktionsstörungen

Wir nähern uns der Manuellen Therapie.
Zwei der wichtigsten Gründe für die Schmerzentstehung im Wirbelsäulenbereich sind

- **Bewegungseinschränkungen,** so genannte Blockierungen, zwischen zwei Wirbeln oder
- **die Überbeweglichkeit,** die Hypermobilität, zwischen zwei Wirbeln.

Beide Störungen sind schmerzhaft, und beide müssen genau voneinander differenziert werden, weil sie verschiedener Therapieformen bedürfen.
Die Blockierung ist eine gelenkige Funktionseinschränkung mit fehlendem „Gelenkspiel" (joint play). Das Gelenkspiel ist eine Voraussetzung für die freie Beweglichkeit eines

Gelenkes und besteht unter anderem aus der durch einen Untersucher manuell prüfbaren Eigenschaft (Zeichnung nächste Seite):

- bei Fixation des einen Gelenkpartners den anderen einer leichten Traktion (Zugimpuls) zu unterziehen (A),

- die translatorische Gleitfähigkeit – die Seitenverschieblichkeit zweier Gelenkpartner zueinander ist ebenfalls eine Gelenkfunktion (erinnert an die Funktion einer Schublade) – kann manuell untersucht werden (B),

- die Endbeweglichkeit ist die passive federnde Weiterbewegung eines Gelenkpartners aus seiner aktiv erreichten Endstellung (C): Am Ende einer Gelenkbewegung soll es noch ein „Federn" (siehe C1) geben.

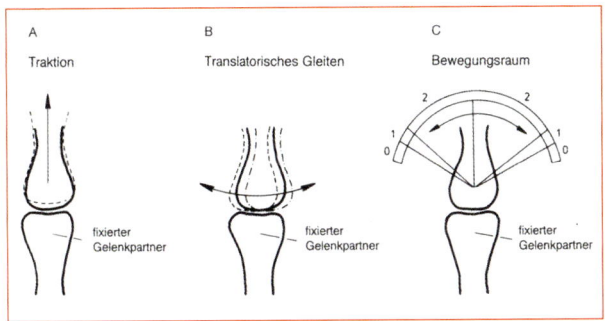

A
Traktion

B
Translatorisches Gleiten

C
Bewegungsraum

fixierter Gelenkpartner

Darstellung von Gelenkspiel und Bewegungsraum
1 – unwillkürlicher Bewegungsraum
2 – willkürlicher Bewegungsraum
0 – Bewegungsstopp

Die Hypermobilität eines Gelenkes bedeutet ein stetiges Überschreiten der von der Natur aus vorgesehenen Gelenkbeweglichkeit, währenddem die Instabilität durch eine vermehrte **translatorische Gleitfähigkeit** eines Gelenkes oder Bewegungssegmentes charakterisiert ist.

Diese Funktionsstörungen verursachen, von entsprechenden Schmerzrezeptoren festgestellt, durch vegetative (Änderung der Durchblutung, der Schmerzempfindlichkeit) und muskuläre Aktivierungen (Verspannung) eine Fülle von verschiedenen Beschwerden (Beschwerdesyndromatik).

Muskelfunktionsstörungen

Die Muskulatur kann Ursache oder Erfolgsorgan („pseudoradikuläre Symptomatik") diverser Beschwerdebilder sein. Folgende in Frage kommende Funktionsstörungen können manualmedizinisch nachgewiesen werden.

Funktionsstörungen der Muskulatur

1. die vermehrte Ruhespannung (Muskelverspannung, Hartspann):
   1.1 lokalisiert – umschrieben:
   Triggerpunkt (Teile des Muskels, Synonym, myofaszialer Punkt, Myogelosen)
   1.2 die Verspannung eines ganzen Muskels oder einer Muskelgruppe

1.3 die generalisierte Muskelverspannung
       mit Befall vieler Muskeln des Bewe-
       gungsapparates
2. die Muskelverkürzung: Muskelursprung
   und Ansatz werden angenähert, die Gelenkbeweglichkeit ist eingeschränkt
3. die verminderte Ruhespannung (Hypoto-
   nus): der Muskel ist schlaff
4. die gestörte Muskelaktivierung: der Muskel
   kontrahiert sich zu früh oder zu spät
5. die Kraftminderung: der Muskel ist abgeschwächt

Von besonderer Bedeutung für die Beschwerden, aber auch für die Therapie sind die umschriebenen Muskelverhärtungen.

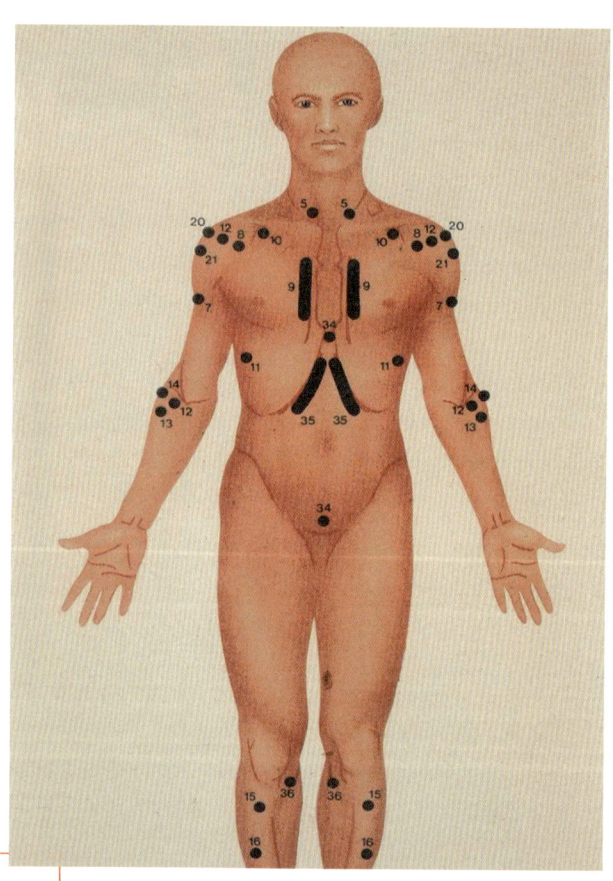

Typische Triggerpunkte – umschriebene, besonders druckschmerzhafte Areale, meist Muskelansätze

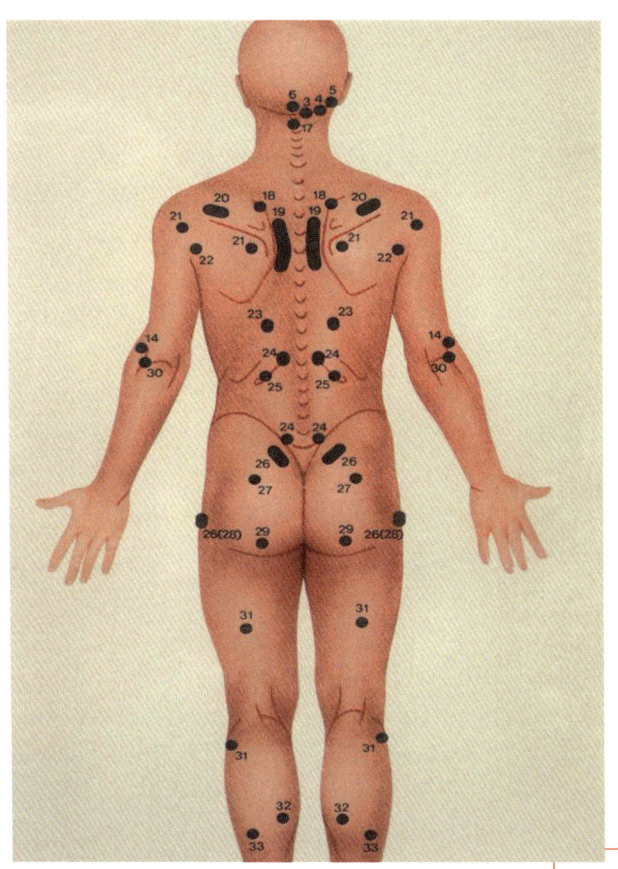

Manuelle Therapie, eine Reflextherapie

„Reflextherapeutische Verfahren", zu welchen vor allem die Manuelle Therapie, die Osteopathie, aber auch verschiedene Formen der therapeutischen Reizsetzung wie auch die Krankengymnastik gehören, haben unter den neurologisch erklärbaren Erkenntnissen der letzten zehn Jahre neue Betrachtungs- und Definitionsweisen erfahren. So unterliegen die Schmerzwahrnehmung und die Empfindlichkeit den verschiedensten, besonders auch den hemmenden Bedingungen.

Überlegen wir doch: Viele der uns bekannten Hausmittel gegen Schmerzen, sei es jetzt

■ ein Dunstthermophor,

■ eine Einreibung,

■ das Sich-selbst-Reiben bei Schmerzen,

■ das Dehnen eines verkrampften Muskels,

bedeuten alle Reizsetzungen, die vom Nervensystem des Körpers erkannt werden und die die Schmerzwahrnehmung beeinflussen, so z. B. durch die Ingangsetzung von Nervenstrukturen, welche die Schmerzen hemmen.

Dass die Schmerzempfindlichkeit nicht immer dieselbe ist, kennt man vom Zahnschmerz, der einen Tag vor einer Reise beginnt und im Wartezimmer des Zahnarztes plötzlich wieder verschwindet.

Das Setzen von Reizen zu therapeutischen Zwecken ist nicht nur eine Eigenschaft der Manuellen Therapie, sondern auch von anderen Reflextherapien, wie der Akupunktur, und vieler physikalischen Maßnahmen, wie der Massage, des Dehnens, des Kräftigens, des Ultraschalles usw.

Die Hand des Therapeuten setzt also Behandlungsreize auf
- **die Haut** (Streichen, Reflexzonenmassage),
- **die Muskeln** (Massage, Weichteiltechniken, Querdehnungen),
- **die Gelenke** (weiche Mobilisationen, ruckhafte Manipulationen mit Knacks).

Auf keinen Fall handelt es sich bei der manuellen Wirbelsäulentherapie um ein „Zurechtrücken" verschobener Wirbel!

Die Manuelle Diagnostik

Die Manuelle Medizin umfasst zwei große Aufgabengebiete, nämlich die der Manuellen (klinischen) Diagnostik (Chirodiagnostik) und die der Manuellen Therapie (Chirotherapie) von Funktionsstörungen des Bewegungsapparates.

Die manuelle, d. h. klinische Untersuchung des Bewegungsapparates ist keinesfalls nur als eine weniger bedeutende Alternative zur Hochtechnologie der apparativen Diagnostik zu verstehen. Sie liefert bei Funktionszerstörungen (Erkrankungen durch schwere krankhafte gestaltliche Veränderungen), wie sie vor allem in Kliniken als Erkrankungen anzutreffen sind, hinweisende Informationen, die objektiviert werden müssen. Bei den in der Praxis dominierenden Funktionsstörungen, bei welchen morphologische Darstellungsmöglichkeiten und Laborbefunde in der Diagnostik versagen bzw. nur als Ausschlussmethode zu gelten haben, ist die manuelle, d. h. klinische Untersuchung die weiterführende und schließlich zielführende Untersuchungsmethode.

Aus der Notwendigkeit heraus, für manualtherapeutische Maßnahmen entsprechende Indikationsstellungen unter gleichzeitigem Erkennen von den üblichen auszuschließenden Erkrankungen und Kontraindikationen zu erarbeiten, hat die Manuelle Medizin die klinische Untersuchung bzw. deren einzelne Techniken einer genauen Analyse unterzogen. Es wurde dabei besonders deren Aussagekraft, deren technischer Durchführung und schließlich auch dem didaktischen Aufbau des klinischen Untersuchungsganges und dessen Lehrbarkeit hohe Aufmerksamkeit geschenkt. Dadurch wurde der klinisch manuellen Untersuchung die ihr zustehende hohe medizinische Bedeutung zugeführt.

Im Prinzip kann die Hand dabei im Wesentlichen folgende Aufgaben erfüllen:

■ feststellen von thermischen Phänomenen (Wärme, Kälte),

- feststellen von Tonus und Strukturveränderungen (Strukturpalpation),
- feststellen von Bewegungs- und Beweglichkeitsveränderungen,
- feststellen von Änderungen der Muskelkraft,
- feststellen von sensiblen Veränderungen (Schmerzpalpation, Hyperalgesie, Provokationstest).

Ziel der klinischen Untersuchung ist die Fahndung nach krankhaften, d. h. pathologischen oder so genannten positiven Befunden und deren Wertung, Reihung und Verarbeitung, um sie mit den Wissensinhalten aus der Ausbildung und der Erfahrung zu vergleichen.

An die Zielrichtung dieser wichtigsten Bestandteile der klinischen Diagnostik soll erinnert bzw. auf sie hingewiesen werden.

Die Anamnese – Krankheitsgeschichte (Hören)

Durch die Anamnese werden so genannte kritische Details oder hinweisende bzw. weiterführende Informationen aus der Krankheitsentstehung oder im Krankheitsverlauf erhalten (lässt denken an ...).

Die Anamnese beginnt schon durch die genaue Beschreibung des Schmerzes, seines Auftretens und seiner Ausbreitung. Wichtig ist dabei, wann er wie, wo entstand, wodurch er verstärkt und wodurch er erleichtert wird.

Die Inspektion (Schauen)

Die Inspektion liefert eine Fülle von Informationen über mögliche Funktionsstörungen durch die Beurteilung der Haltung, der Bewegung, des Gesichts(ausdruckes), der Haut, dem Lokalstatus etc. Durch das Schauen erkennt man einerseits schon aus dem Gesicht, dem Lei-

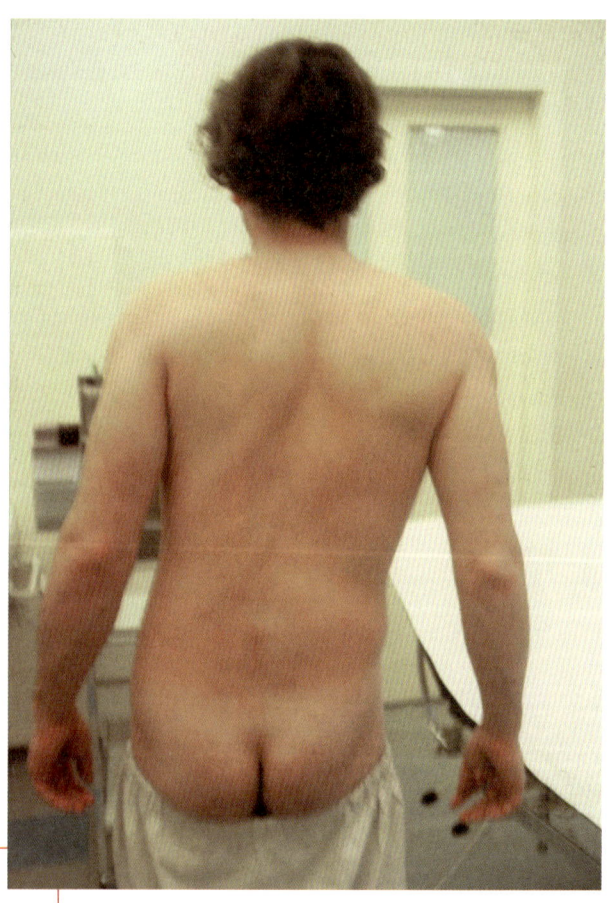

Typisches Bild einer linksseitigen Lumboischialgie

densausdruck, aus der Haltung, aus der schmerzbedingten Fehlhaltung oder aus den schmerzbedingten Bewegungsveränderungen, welche Struktur hier in welchem Ausmaß befallen sein kann. Das Hinschauen auf eine Wirbelsäule oder auf ein Gelenk, ob es gerötet oder geschwollen ist, sind dabei wichtige kritische Details.

Die Palpation (Tasten)

Die Strukturpalpation (Greifen)

Die Strukturpalpation informiert über die Form des Funktionszustandes von Haut, Muskeln, Gelenken, aber auch über Strukturveränderungen. Als wichtige Befunde zeigen sich hier das Erfassen von Temperaturphänomenen, wie kühle Haut, heiße, feuchte Haut, verdickte Haut über schmerzhaften Wirbelarealen, verspannte Muskeln, Schwellungen, Tumore etc.

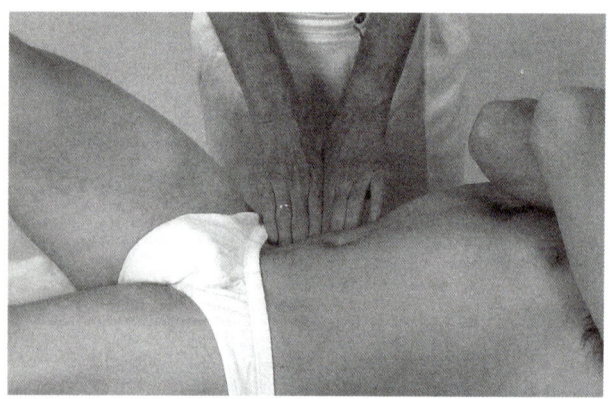

Palpation eines verspannten tiefen Bauchmuskels

Die Schmerzpalpation (Drücken)

Die Druckschmerzhaftigkeit, ein Ausdruck der Störung spezieller Strukturen, bietet wichtige Hinweise über Ort und Art der Erkrankung (Strukturanalyse) und die Akuität, Chronizität bzw. die vordergründigen Beschwerdeursachen (Aktualitätsdiagnose). Ähnlich wie beim Druckschmerz im rechten Unterbauch als wichtiges Zeichen einer Blinddarmentzündung gibt es auch im Bewegungsapparat bzw. im Wirbelsäulenbereich typische Schmerzpunkte, die einerseits eine diagnostische Einordnung ermöglichen, andererseits aber auch Hinweise für die notwendige Behandlung liefern.

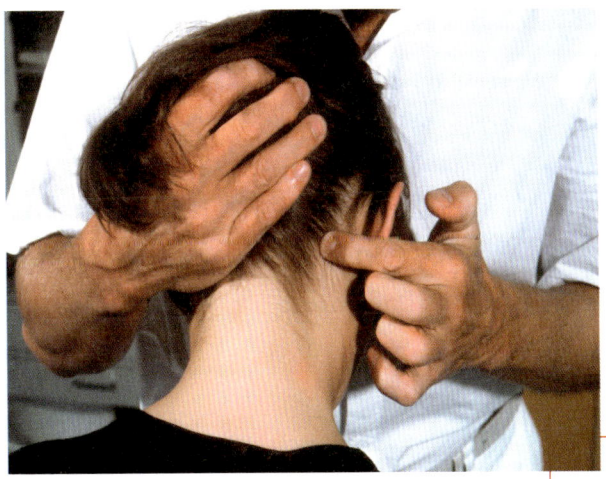

Schmerzpalpation der Nackenmuskulatur

Die Provokationsteste (Auslösen)

Durch Provokationsteste werden Schmerzen, akustische Phänomene, Schwindel, Ameisenlaufen etc. ausgelöst, um weitere Informationen über Art und Ort der vorliegenden Störung zu erhalten.

Als Provokationstest gilt z. B. eine gewisse passive Bewegung im Knie, welche als Hinweis für eine Meniskusläsion, Schmerzen auslösen soll. Ein wichtiger Provokationstest ist auch die Anspannung eines Muskels gegen Widerstand, wobei der ausgelöste Schmerz ebenfalls ein Zeichen für seine Erkrankung darstellt.

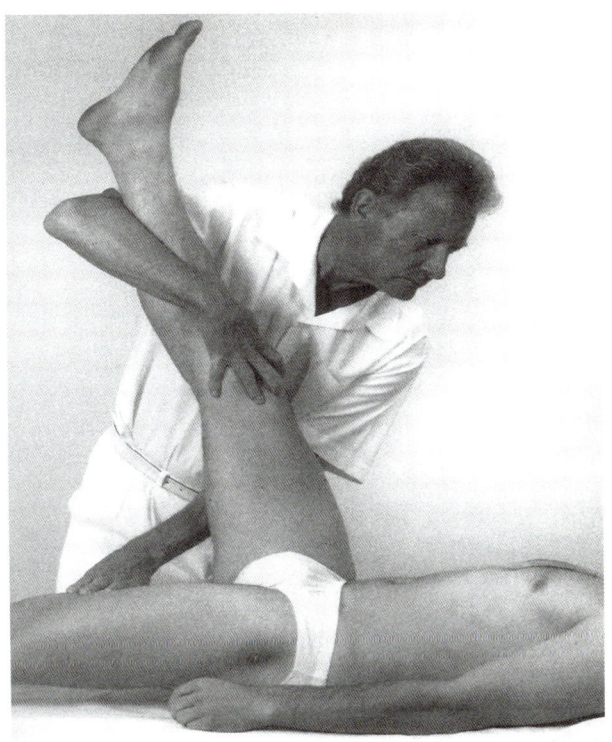

Provokationstest – Prüfung des „Lasegue-Zeichens" – Bein-
hebetest (ist der Ischiasnerv dehnempfindlich?)

Die Funktionsteste (Fühlen)

Funktionsteste der Muskulatur

Untersucht wird die Muskulatur auf (siehe Tab. Seite 75):
– die vermehrte Ruhespannung
– die Muskelverkürzung
– die verminderte Ruhespannung
– die gestörte Muskelaktivierung
– die Kraftminderung

Die Ergebnisse der Muskelfunktionsuntersuchung ermöglichen nicht nur die Analyse von muskulären Dysbalancen d. h. Haltungs- und Bewegungsstörungen, sondern auch von neurologischen Störungen.

Funktionsteste der Gelenke

Untersucht werden die Gelenke auf ihre Beweglichkeit, d. h. auf ihre (schmerzhafte) Beweglichkeitssteigerung bzw. (schmerzhafte) Beweglichkeitsverminderung. Neben der Prüfung der Gelenke hinsichtlich der Alltagsbewegungen (z. B. Nacken-Kreuz-Griff) oder der anatomischen Bewegungsrichtungen (Beugung, Streckung, Spreizen, Anziehen, Drehung) hat die Manuelle Medizin eine wesentliche Erweiterung des diagnostischen Rüstzeuges am Bewegungsapparat eingebracht.

Die vorwiegend passiv zu prüfenden Bewegungsfunktionen (das Gelenkspiel – joint play, siehe Abb. Seite 59) sind die Voraussetzung für die normale Gelenkbewegung. Sie werden unter Fixation des einen Gelenkpartners mittels des anderen Gelenkpartners getestet.

Es handelt sich dabei um die Möglichkeiten:

– der Traktion (Zug)
– des translatorischen Gleitens (der Seitenverschieblichkeit)
– der Endbeweglichkeit (des Federns am Ende der Beweglichkeit)

Diese Funktionen bzw. ihre Störungen können besonders deutlich an den peripheren Gelenken nachgewiesen werden. An der Wirbelsäule ermöglichen die Techniken der Manuellen Diagnostik die Beurteilung speziell der segmentalen Funktion, deren Störungen im Sinne der reversiblen Beweglichkeitseinschränkung (Blockierung) bzw. der Beweglichkeitsvermehrung (Hypermobilität bzw. Instabilität) die häufigsten wirbelsäulenbedingten Beschwerdeursachen darstellen.

Die Erkenntnisse aus den Funktionsuntersuchungen ermöglichen nicht nur die diagnostische Einordnung der Erkrankung, sondern auch die Indikationsstellung zu entsprechenden (Funktions-) Behandlungen, entweder im Sinne der Beweglichkeitsverbesserung oder der Stabilisierung der (schmerzhaften) Störungen.

Die diagnostische Einordnung erfolgt somit vorwiegend durch die Auffälligkeiten aus der Anamnese (Krankengeschichte), aber auch aus der Kombination typischer Fehlfunktionen, die durch die Inspektion, Palpation, die Provokationsteste und die Funktionsuntersuchungen erhoben werden konnten (es werden also wie üblich mehrere Befunde zur Diagnosefindung verwendet).

Wie in anderen Sparten der Medizin ist die erfolgreiche Durchführung einer klinisch-manuellen Untersuchung auch von der Geschicklichkeit, den technischen Fähigkeiten, dem Fleiß, der Intuition und der Erfahrung des Untersuchers abhängig. Eigenschaften, die an das Wort Heilkunst erinnern lassen! Die klinisch-manuelle Untersuchung ist somit eine zwingende Notwendigkeit in der Diagnostik des Bewegungsapparates, die durch morphologische Darstellungen oder labormäßige Befunderhebungen allein nicht ersetzt werden kann.

Die klinisch-manuelle Untersuchung des Patienten ist also auch eine unbedingte Voraussetzung für die Auswahl der anzuwendenden Behandlungstechniken!

Der Bandscheibenschaden

Die jeweils zwischen zwei Wirbeln liegenden und die Wirbelkörper trennenden elastischen Bandscheiben wirken als Puffer und sind für die Beweglichkeit der Wirbelsäule mitbestimmend.

Sie bestehen aus einem äußeren Faserring und einem inneren Gallertkern. Ihre Ernährung erfolgt nicht über Blutgefäße, sondern durch Aufsaugen von Nährstoffen aus Nachbargeweben. Dies geschieht in entlasteter Position (z. B. im Sitzen oder während des Schlafs) besonders intensiv.

Ernährungsstörungen und Belastungseinflüsse machen den Bandscheibenapparat degenerationsanfällig. Dabei verändern sich die Strukturen. Der ursprünglich weiche innere Gallertkern trocknet aus, der äußere Faserring wird dünner und rissig und die Bandscheibenhöhe nimmt ab. Dadurch gerät die Abstimmung zwischen dem Innendruck der Bandscheibe und der äußeren Gegenspannung mittels Wirbelsäulenbänder aus dem Gleichgewicht.

Die Folgen äußern sich in Form von Instabilität sowie Osteochondrose und Spondylose (gewebliche Reaktionen, die zu Bandschei-

benschaden und Längsbänderverkalkung führen).
Dieser an sich normale Alterungsvorgang begüns-
tigt bei Belastungsspitzen (Heben, Tragen, abrupte
Bewegungen) plötzliche und gravierende Rissbil-
dungen des Faserringes bei gleichzeitigem Prolaps
(Vorquellen von Gallertkern und Faserringanteilen).
Erfolgen Rissbildung und Vorwölbungen im rück-
wärtigen Bandscheibenanteil, so können vorquellen-
de Prolapsmassen die dort situierten Nervenwurzeln
treffen und akuten Schmerz auslösen (Ischias). Teile
der sich entwickelnden Beschwerden, wie die ver-

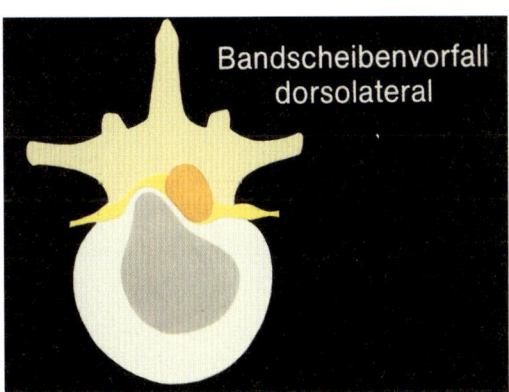

**Ansicht von oben (dorsolateral = hinten seitlich
– rechts)**

spannten Muskeln, aber auch blockierte Wirbelsäulengelenke, können nach sorgfältiger Prüfung manuell behandelt werden.

Psychosomatisch bedingte Wirbelsäulensyndrome

Die Verknüpfungen zwischen Psyche und Wirbelsäule kommen im täglichen Sprachgebrauch häufig mit äußerst bildhaften Beschreibungen zum Ausdruck. Idiome wie „vom Kummer gebeugter Rücken" oder „hocherhobenen Hauptes" zeigen nur eine kleine Auswahl der gebräuchlichsten Formulierungen, die die Beziehung der Psyche zur Haltung und Wirbelsäulenformung vermitteln. Alle Abweichungen von der individuellen und typischen Haltung, die mit der Verschiebung der Wirbelgelenkstellung aus der spannungsarmen Mittellage heraus einhergehen, bringen eine vermehrte Belastung und muskuläre Haltearbeit mit sich. Ein Andauern dieser Situation führt schließlich zu Beschwerden.

Darüber hinaus erfolgt eine gefühlsbedingte Beeinflussung der zentralen Mechanismen im Gehirn, die an der Steuerung der Muskelgrundspannung beteiligt sind. Sie beteiligen sich ebenfalls an der Verkörperlichung psychischer Störungen. Mitursache ist die Tätigkeit des vegetativen Nervensystems, die eine generelle Senkung der Schmerzschwelle auslöst.

Augenfällig und häufig sind starke Verspannungen im Trapezmuskel („psychischer Kennmuskel"), der vom Hinterhaupt zur Schulter führt. Speziell das Krankheitsbild der depressiven Verstimmung neigt zur Ausbildung von Beschwerden im Bereich des Bewegungsapparates und führt zur Panalgesie (vielfache Schmerzregionen).

In der Entwicklung der psychisch bedingten Wirbelsäulenbeschwerden liegt die Gefahr diagnostischer Irrtümer. Biologische Abläufe zeichnen sich schließlich dadurch aus, dass sie keinem „Einbahnstraßenbetrieb" unterliegen. In gleichem Maße wie Depressionen die Entstehung von Wirbelsäulenbeschwerden nach sich ziehen können, haben funktionell bedingte chronische Schmerzsyndrome des Bewegungsapparates häufig depressive Verstimmungen zur Folge. Nur ein diagnostisches Vorgehen, das sowohl röntgenologisch als auch orthopädisch (unter Einschluss der manual-medizinischen segmentalen Funktionsprüfung) und psychiatrisch ausgerichtet ist, sichert gegen Fehldiagnosen ab.

Denn Normalbefunde im Röntgenbild der Wirbelsäule sprechen nicht gegen rein körperlich bedingte Schmerzen; umgekehrt dürfen wiederum ausgeprägte Degenerationszeichen echte Depressionen nicht ausschließen.

> Dies bedeutet einmal mehr:
> **Das Röntgenbild allein bietet**
> **keine Entscheidungshilfe!**

Degenerative Wirbelsäulenerkrankungen

Immer wieder werden bestehende Wirbelsäulenbeschwerden mit auf den Röntgenaufnahmen nachweisbaren Degenerationssymptomen wie Spondylose, Spondylarthrose oder Osteochondrose in unmittelbaren Zusammenhang gebracht, als krankheitsentscheidend angesehen und mit unterschwelliger therapeutischer Resignation bedacht. Dies ist allerdings nicht angebracht. So genannte degenerative Veränderungen an der Wirbelsäule sind normale Alterungsvorgänge, Ausdruck der Belastungsverarbeitung und teilweise Selbststabilisierungsversuche des Organismus, aber keine Krankheit an sich. Bestehende Beschwerden müssen daher auf ihre tatsächlichen Ursachen, d. h. auf ihre ge- bzw. zerstörten Funktionsbereiche hin abgeklärt werden (Prüfung der Gelenkfunktion, Bänder, Muskulatur; entzündliche Prozesse usw.). Wirklich hochgradige Veränderungen an den Bandscheiben und am Gelenkapparat der Wirbelsäule können allerdings, insbesondere im fortgeschrittenen Alter, auch als krankheitsbegünstigende Faktoren in Betracht gezogen werden (osteochondrotische Instabilität, Einengung des Rückenmarkkanals, Spinalstenose usw.). Stets aber ist der Funktionsausfall der hauptsächliche Störungsfaktor.

Bei den genannten drei Krankheitsgruppen ist in Abhängigkeit von den Untersuchungsergebnissen die Manuelle Therapie speziell der Muskeln durchaus angezeigt.

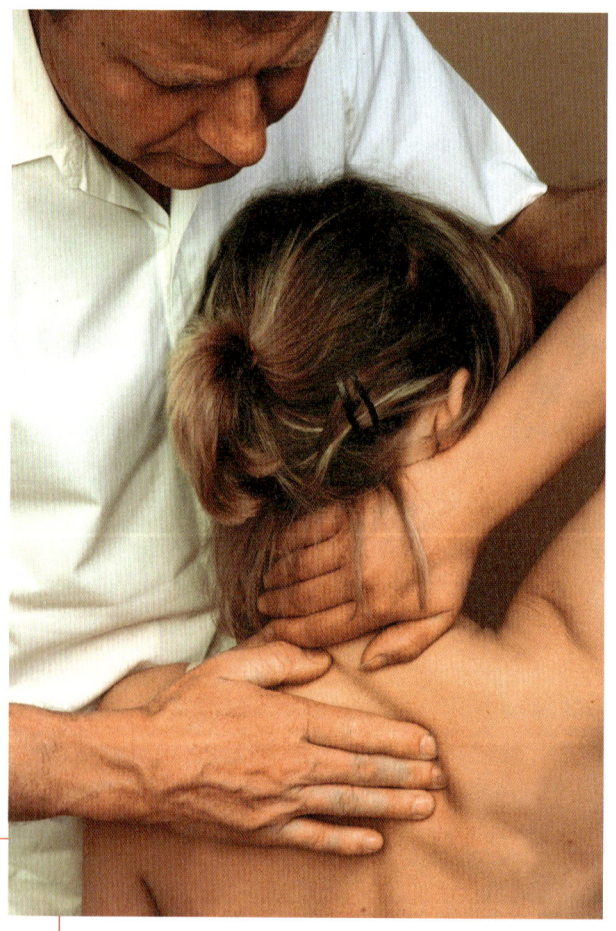

Die Manuelle Therapie (Chirotherapie)

Der Einsatz der Hand zu therapeutischen Zwecken, das „Behandeln", ist seit jeher ein wichtiges Element zur Beeinflussung von Krankheit und Schmerz. Die Strukturen des Bewegungsapparates sind in ihrem Funktionsverhalten an Zug- und Druckreize gebunden. Die Manuelle Therapie vermittelt demzufolge als mechanisch orientierte Behandlungsart mit ihren Zug- und Druckgriffen dem Organismus bekannte Reize, wobei durch die Anwendung verschieden intensiv wirkender Techniken darüber hinaus eine feinfühlige, an die jeweilige Krankheitssituation anpassbare Dosierung zur Anwendung kommen kann. So vermag die Hand des Therapeuten in Abhängigkeit von Ort, Intensität und Dauer der Kontaktnahme am Körper des Patienten die verschiedensten

Effekte zu erzeugen. Im Prinzip folgt die Manuelle Therapie wie viele andere Therapieformen der Medizin auch dem Gesetz von Reiz, Reizerkennung und Reizbeantwortung.

Die klinisch-manuelle Untersuchung des Patienten ist dabei unbedingte Voraussetzung für die Auswahl der anzuwendenden Behandlungstechniken. Ein wichtiges Kriterium bei der Strukturanalyse (Feststellung von Art und Ort der vorliegenden Störung) ist es, festzustellen, ob das bestehende Krankheitsbild auf eine Strukturstörung oder Strukturzerstörung zurückzuführen ist.

Pathomorphologische Veränderungen (als Ausdruck der Strukturzerstörung) zu erkennen oder auszuschließen, unterstreicht einmal mehr die Notwendigkeit des routinemäßigen Einsatzes von Hilfsbefunden, wie bildgebende Verfahren und der labormäßigen Untersuchung. Die betreffenden Erkrankungen durch schwere pathomorphologische Veränderungen, wie sie vor allem in Kliniken und Spitälern anzutreffen sind, müssen nach den klassischen Regeln der Schulmedizin versorgt werden.

So genannte „weiche Techniken" der Manuellen Medizin können dabei nur gegebenenfalls als zusätzliche Mittel zum Einsatz kommen. Eine Hauptregel bei der Behandlung von Störungen des Bewegungsapparates verlangt den prinzipiellen Einsatz der Therapie an der am meisten schmerzhaften Struktur bzw. auch Mehrfacheinsätze bei mehreren betroffenen Strukturen im Sinne eines Therapieakkordes.

Akute Schmerzbilder

Krankheiten mit hoher Aktivität der Schmerzfühler bedürfen des Schmerzreizabbaues, wozu die Manuelle Therapie durch die Traktion – den therapeutischen Zug – einen Beitrag liefern kann.

Eine ähnliche Zielsetzung verfolgt – der Vollständigkeit halber erwähnt – die so genannte Neutralpunkttechnik (W. L. Johnstone, 1995), durch welche ein Gelenk längere

Zeit (90 Sek.) in der Position mit dem Minimum an Schmerzphänomenen manuell fixiert wird.

Auch Techniken des „Strain and Counterstrain" – Zug und Gegenzug (Jones, 1995) suchen Positionen, bei welchen muskuläre Maximalpunkte schwinden.

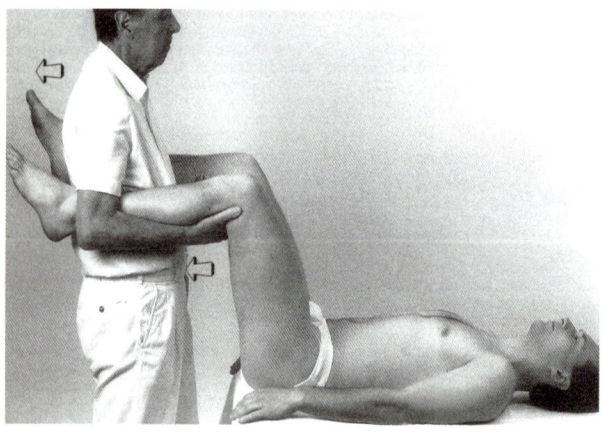

Dreidimensionale Traktion (Zug) der Lendenwirbelsäule

Chronische Beschwerden

Chronische Beschwerden verlangen nach der „therapeutischen Reizsetzung", die von den Fühlern der verschiedensten Körperstrukturen festgestellt wird und von der die Schmerzerscheinungen beeinflusst werden (siehe Reflextherapie).

Techniken der Manuellen Therapie werden in Abhängigkeit davon eingesetzt, ob als schmerzhafte Leitstruktur die Haut, die Muskulatur oder die Gelenke verantwortlich gemacht werden.

Übersichtsmäßig können folgende Techniken unterschieden werden:

Die nachfolgende Tabelle zählt die verschiedensten Methoden auf, wie sie auch von osteopathischen Schulen entwickelt und durchgeführt werden. Auf die Wichtigsten soll eingegangen werden:

■ Weichteiltechniken: verschiedene Möglichkeiten der Muskel-(Sehnen-, Fascien-)

Behandlung mit massageähnlichen Techniken.

■ Mobilisationstechniken: passive, die Gelenkbeweglichkeit verbessernde Techniken, die langsam und mit großer Amplitude durchgeführt werden.

■ Neuromuskuläre Techniken:
  – neuromuskuläre Technik 1 – direkte Muskelkraft der Antagonisten
  – neuromuskuläre Technik 2 – postisometrische Relaxation der Antagonisten
  – neuromuskuläre Technik 3 – reziproke Hemmung der Antagonisten (die neuromuskuläre Technik 1 und 3 entsprechen der direkten und indirekten Muskelenergietechnik). Diese Behandlungsformen zielen auf den Wiedergewinn der normalen Gelenkbeweglichkeit, der normalen Grundspannung sowie der normalen Länge des Muskels ab.

■ Osteopathische Techniken:
  – Neutralpunkttechnik

- kraniosakrale Technik
- Strain and Counterstrain
- viszerale Technik
- myofasziale Technik

■ Unterstützende Techniken zur An- und Entspannung der Muskulatur
- Blickwendetechnik
- Atemtechnik

■ Manipulationstechniken (mit Impuls): passive, die Gelenkbeweglichkeit verbessernde Techniken, die schnell und mit kleiner Amplitude durchgeführt werden.

Manuelle Therapie über die Haut

(bei Überempfindlichkeit, Kribbeln, Hautverquellungen)

Es werden Techniken eingesetzt, die mit den Fingern oder der Hand ohne wesentlichen Druck Fühler der Haut reizen, wie z. B. das Streichen der klassischen Massage, aber auch die Reflexzonenmassage.

Manuelle Therapie über die Muskulatur

(bei schmerzhaften Verspannungen, Verkürzungen, „Triggerpunkten", schmerzhaften Muskelansätzen)

Weichteiltechniken der Manuellen Medizin

Sie lehnen sich an die klassischen Massagetechniken an. Durch langsame Quer- oder Längsdehnungen, durch den tiefen Druck (Inhibition) oder das tiefe Reiben (Friktion) der Muskelansätze wird der Tonus der Muskulatur normalisiert, die Durchblutung und der Stoffwechsel werden angeregt. Durch die Anregung der Nervenfühler werden die nervösen Signalübertragungen im Rückenmark beeinflusst. Weichteiltechniken werden meistens als Vorbehandlungen für weitere Techniken eingesetzt.

Die so genannten „neuromuskulären Techniken"

Die von F. Mitchell sen. (Mitchell jun., 1995) entwickelten sog. neuromuskulären Techniken werden von der Österreichischen Ärztegesellschaft für Manuelle Medizin wie folgt indiziert und angewendet:

Die postisometrische Relaxation

Bei muskulären Verspannungen ermöglicht die etwa zehn Sekunden lang dauernde leichte Anspannung des zu behandelnden Muskels (gegen Widerstand) seine Bewusstmachung, um dadurch anschließend diesen Muskel gezielt entspannen zu können.

Die Muskelenergietechnik

Bei einer eingeschränkten Bewegungsfunktion eines Gelenkes soll der Patient zehn Sekunden lang in die Gegenrichtung der eingeschränkten Funktion gegen die Hand des Behandlers drücken, um die diese Funktion hemmenden Muskeln anzuspannen und danach in der anschließenden Entspannungsphase diesen Muskel zu dehnen, bis Widerstand und/oder Schmerz auftritt. Aus der so neu erreichten Gelenkstellung wird die Behandlung wiederholt.

Die Antagonistenhemmung

Durch die Anspannung eines Muskels werden die verkürzten und verspannten Gegenspieler dieses Muskels (nach dem Gesetz der reziproken Innervation – umgekehrte Muskelinaktivierung) reflektorisch gehemmt.

Die Manuelle Therapie über die Gelenke

bei reversiblen Beweglichkeitseinschränkungen, Blockierungen (siehe arthrogene Funktionsstörungen)

Die chirotherapeutische Mobilisation

Die Mobilisationen beinhalten Techniken, welche bei einer schmerzhaften Bewegungseinschränkung unter Fixation des einen Gelenkpartners den anderen passiv in die eingeschränkte Bewegungsrichtung dehnt, um die Beweglichkeit wiederherzustellen.

Am schonendsten ist die Behandlung in oder mit Traktion (Zug), doch auch für die anderen Mobilisationstechniken gilt die Vermeidung von Schmerzen durch die Behandlung. Die weichen, dehnenden und relativ langsam erfolgenden Behandlungsbewegungen reizen nervliche Fühler in den Gelenken mit langsam leitenden Fasern, die über die Stellung der Gelenke zueinander informieren.

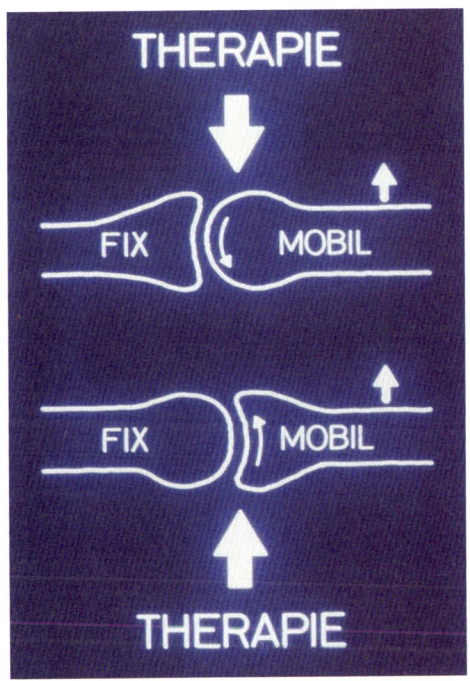

Die chirotherapeutische Mobilisation eines peripheren Gelenkes; der große Pfeil zeigt in Richtung der Behandlung, der kleine Pfeil die eingeschränkte Beweglichkeitsrichtung

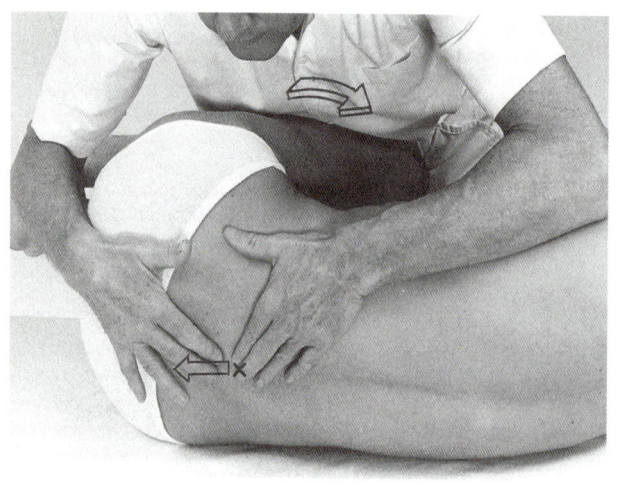

Die Mobilisation – der obere Dornfortsatz wird fixiert, der untere bewegt

Die chirotherapeutische Manipulation

Bei der Manipulation wird das vorliegende Bewegungsausmaß eines Gelenkes mit einem nicht verletzenden Impuls überschritten. Nach der „Vorspannung" (das Gelenk wird an das Ende der möglichen, nicht schmerzenden

Beweglichkeit gebracht) erfolgt der Manipulations-
stoß, ein kurzer, schneller, aber in seiner Amplitude
kleiner Ruck, der auch ein Knacksgeräusch auslöst
und einen Reiz auf die Kapselfühler ausübt, die mit
schnell leitenden Fasern über stattfindende Bewegungen informieren.

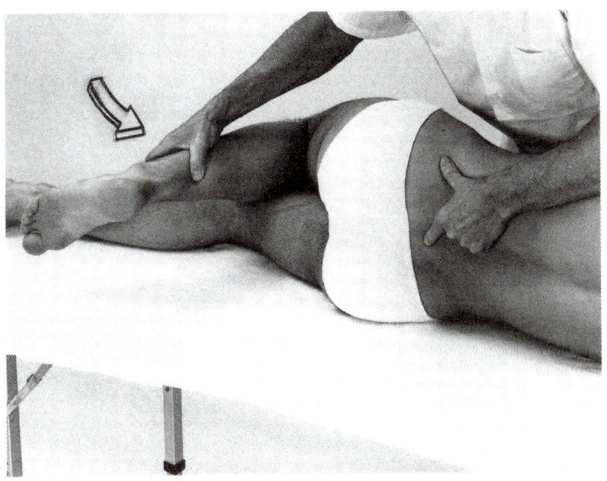

**Das oben liegende Bein wird abgewinkelt und der Fuß für
die Behandlung der unteren Bewegungssegmente
ungefähr in der Mitte des anderen Unterschenkels
aufgelegt**

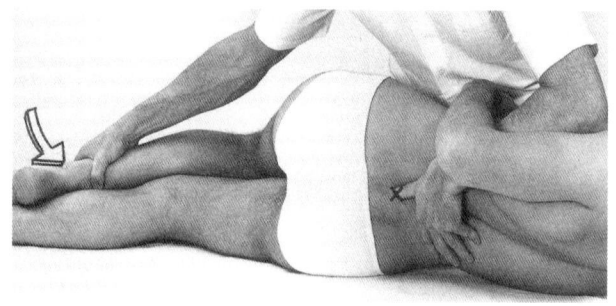

Der Daumen der oben liegenden Hand gibt Gegenhalt
am oberen Dornfortsatz des blockierten Abschnitts, der
Ellbogen ruht am oberen Brustteil und verstärkt die Rum-
pfrotation

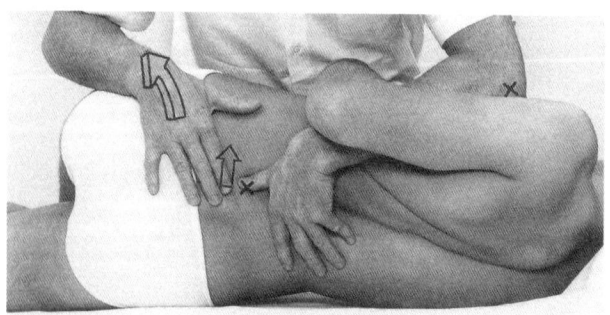

2. und 3. Finger der anderen Hand nehmen Kontakt am
unteren Dornfortsatz (an der tischwärtigen Seite).
Aus dieser Endeinstellung heraus erfolgt die ei-
gentliche Manipulation

Die Indikation zur Mobilisation und Manipulation

Die (schmerzhafte) reversible Beweglichkeitsein-schränkung eines Wirbelsäulenbewegungssegmen-tes oder eines peripheren Gelenkes.

Die Manuelle Therapie vermittelt als mechanisch orientierte Behandlungsart mit ihren Zug- und Druckgriffen dem Organismus bekannte Reize, wobei durch die Anwendung verschieden intensiv wirkender Techniken darüber hinaus eine feinfühli-ge, an die jeweilige Krankheitssituation anpassbare Dosierung zur Anwendung kommen kann.

Die Manuelle Therapie kann keinesfalls mit einem mechanischen Ordnungsprinzip im Sinne des Zu-rechtrückens oder einer Stellungskorrektur ver-schobener Wirbel gleichgesetzt werden, sondern die mechanischen Impulse dienen nur zur Auslö-sung nervlicher Abläufe.

Im Unterschied zur manuellen Diagnostik, die eine unverzichtbare Methode bei der Diagnostik, The-rapie und Rehabilitation der Störungen des Bewegungsapparates darstellt, ist die Ma-nuelle Therapie oder Chirotherapie eine au-

ßergewöhnlich ökonomische und effiziente Form
der Muskel- und Gelenkbehandlung, wobei bei den
Gelenkfunktionen als wichtigste Indikation die Beweglichkeitseinschränkung, aber nicht die Überbeweglichkeit oder Instabilität gilt.

Die Manuelle Therapie hat somit ihre Indikationen
bei heilbaren Beweglichkeitseinschränkungen der
Bewegungssegmente der Wirbelsäule, aber auch
der peripheren Gelenke und weiters bei Funktionsstörungen der Muskulatur.

Die immer wieder als Gegenanzeige angeführten
Erkrankungen wie osteoporotische Einbrüche, Me-
tastasen, schwerste degenerative Veränderungen,
entzündliche Prozesse etc. sind unter der Sicht der
bisherigen Ausführungen nicht nur Gegenanzeigen
zu manipulativen Eingriffen, sondern überhaupt
keine Indikation.

Durch ihre Reizsetzungen an der Haut, vorwie-
gend aber an den Fühlern der Muskulatur und
Gelenke, gehört sie zu der großen Gruppe der
Reflextherapien, wie die Akupunktur, die
Infiltrationstherapie, die Trockennadelung
etc., aber auch medizinisch-physikalische

Maßnahmen, die miteinander kombiniert werden können. Wichtig ist, dass all diese Reflextherapien imstande sind, schmerzhafte Funktionsstörungen zu beeinflussen, die allerdings als Symptom einer tief greifenden Störung aufzufassen sind, die durch entsprechende präventive oder rehabilitative Maßnahmen erkannt und beseitigt werden müssen.

Die Manuelle Therapie kann somit eine Fülle von Störungen des Stütz- und Bewegungsapparates erkennen und behandeln. Die für diese Erkrankungen meist schuldigen Ursachen:

- statische,
- dynamische,
- seelische.

Fehl- bzw. Überbelastungen müssen beim Einzelnen erkannt und berücksichtigt werden.

Es ist notwendig, möglichst früh möglichst alle in Frage kommenden Störfaktoren zu erkennen und zu beeinflussen, um die Entstehung von Erkrankungen zu verhindern. Die entsprechenden Maßnahmen orientieren sich am Gesundheitszustand der betroffenen oder bereits wirbelsäulengestörten Menschen und können in die Primär-, Sekundär- und Tertiärprävention unterteilt werden.

- Primärprävention: vor dem Auftreten von Haltungsstörungen (Krankheitsverhütung), frühzeitig im Kindes- und Jugendalter
- Sekundärprävention: bei wieder schmerzfreien Funktionsstörungen des Achsenorgans, Screening (Vorsorgeuntersuchung des Patienten)
- Tertiärprävention: Vermeidung von Rezidiven, Beschwerdeverstärkungen, Überführung von Rehabilitationsmaßnahmen in die Prävention

Der Schwerpunkt der therapeutischen Maßnahmen liegt derzeit im Bereich der Tertiärprävention, es ist jedoch das Ziel, die Primärprävention in den Vordergrund zu stellen!

Eine wesentliche Aufgabe hat dabei die tägliche Durchführung von heilgymnastischen Übungen, welche oft imstande sind, das Auftreten bzw. das Wiederauftreten der genannten Erkrankungen zu verhindern.

Die genannte Häufigkeit der schmerzhaften Erkrankungen der Wirbelsäule, speziell die Zunahme von Beschwerdesyndromen seitens der Nacken-Schulter-Arm-Region, erfordert nicht nur, in der Diagnostik und Therapie der genannten Erkrankungen effiziente Fortschritte zu tätigen, sondern auch in Hinsicht auf die Prävention der genannten Problematik die Ursachen dazu zu analysieren.

Die eventuell krankmachende Rolle der Bürotätigkeit bzw. der Arbeit am PC näher zu definieren, war Ziel einer Untersuchung:

- Aus den Ergebnissen besonders erwähnenswert ist, dass in einem Kollektiv von 558 einschlägig Beschäftigten nur vier Personen absolut beschwerdefrei waren.

- 55 % fühlen sich in einer maximalen Stressbelastung, einige befinden sich bereits im Stadium des Burn-out („Ausgebranntsein"). Frauen empfinden dieselbe berufliche Stressbelastung wie Männer.

- Bereits nach einer Stunde Computerarbeit treten mittlere Augenbeschwerden auf.

- Signifikante Unterschiede gibt es bei Frauen und Männern in Bezug auf Nackenbeschwerden. Frauen leiden viel stärker an Nackenverspannung, die bereits zwei bis drei Stunden nach Beginn der PC-Arbeit auftritt.
- Frauen klagen auch über signifikant stärkere Armbeschwerden, ebenso Kopfschmerzen.
- Das Ausmaß der Beschwerden korreliert signifikant mit Müdigkeit und damit mit Konzentration und Leistungsfähigkeit.
- Keine der befragten Personen hat zielführende Übungen zur Prävention durchgeführt!

Die berichteten Beschwerden der betroffenen Personen spiegeln die allgemeine Tendenz der Beschwerden an Computerarbeitsplätzen wider.

Besonders signifikant ist der Zusammenhang zwischen Kopf- und Augenschmerzen und Müdigkeit. Hier handelt es sich um einen Circulus vitiosus (Teufelskreis) – denn steigen die Schmerzen, steigt auch die Müdigkeit. Um das Arbeitspensum dennoch erfüllen zu können, sind vermehrte Aktivierung und Konzentration nötig – diese wiederum erhöhen die muskuläre Spannung, die Schmerzen und die Stressbelastung. Daraus ergibt sich ein erhöhter Einsatz an Energie, um das Arbeitspensum erledigen zu können.

Es ist ein Kreislauf, der sich nur durch ein bewusstes Umgehen mit dem eigenen Körper durchbrechen lässt!

Präventive Maßnahmen bei PC-arbeitsbedingten Beschwerden im Nacken-Schulter-Arm-Bereich

Die Häufigkeit der schmerzhaften Erkrankungen der Wirbelsäule, speziell die Zunahme von Beschwerdesyndromen seitens der Nacken-Schulter-Arm-Region erfordert nicht nur in der Diagnostik und Therapie der genannten Erkrankungen effiziente Fortschritte zu tätigen, sondern auch in Hinsicht auf die Prävention der genannten Problematik die Ursachen dazu zu analysieren.

Ärztlicherseits ist die Bezeichnung „PC-bedingte Nacken-Schulter-Arm-Beschwerden" als Diagnose auf jeden Fall in Frage zu stellen, gibt es doch eine Fülle von ähnlichen Beschwerdebildern, die durch pathomorphologische (gestaltliche Veränderungen) Gegebenheiten verursacht werden und deren Beschwerdesyndromatik aber erst durch länger dauernde statische Überbelastung ausgelöst und verstärkt werden können.

Beschwerdemechanismen

■ Der Schmerz (aus dem Bewegungsapparat) gilt als Warnsignal dafür, dass die Integrität des Körpers gestört wird.
So ist die längere Beibehaltung einer Position im Bereich der Wirbelsäule besonders in einer Fehlhaltung mit Belastungsspitzen in verschiedenen Anteilen des Bewegungssegmentes verbunden, die durch so genannte entlastende Bewegungen kompensiert werden sollten. Wichtige Nervenfühler für diese Mechanismen liegen vor allem in den Wirbelbogengelenken, in der Nackenmuskulatur, aber auch in

anderen Strukturen des Bewegungsapparates, so z. B. im Bereich von Bandansätzen.

- Ähnlich werden auch die so genannten „Fehlbewegungen" festgestellt.

Schmerzreize initiieren üblicherweise motorische Antworten im Sinne von Muskelverspannungen, aber auch vegetative Aktivierungen. Letztere sowohl in Form von Änderungen der Durchblutungsgröße als auch von Steigerungen der Schmerzempfindlichkeit.

- „Der lange konzentrierte Blick nach vorne", d. h. das Vorschieben des gesamten Kopfes durch die Aktivierung beider M. sternokleidomastoidei (zwei große Halsmuskeln) mit einer Rücknickbewegung in den Kopfgelenken und entsprechenden Verspannungen der Nackenmuskulatur, wird zu einer Schmerzursache.

- Zur Ermöglichung der Feinmotorik ist die Fixation des Schultergürtels durch die Anspannung der Nacken-Schulter-Arm-Muskeln notwendig.

Verspannte Muskeln sind weitere Schmerzverursacher, die zu den gelenkbezogenen Schmerzreizen hinzukommen. Die sich durch den täglichen Arbeitsablauf ergebenden chronifizierten Schmerzen benützen vorerregte Bahnen, die zusätzlich zu der reduzierten Schmerzhemmung und den erfolgten Schmerzengrammen in den Nervenzellen eine „chronische Schmerzkrankheit" entstehen lassen.

■ Die psychische Erwartungshaltung auf die Reaktionen des PCs, der Aufgabendruck, der Zeitdruck wird ein weiterer Teil von Stressoren, die sich üblicherweise besonders bei Frauen zu ihren zusätzlichen Aufgaben im täglichen Leben addieren.

Die dabei auftretenden Stresssituationen (ursprünglich gedacht als Angriff, als Vorbereitung zum Angriff, zur Verteidigung oder zur Flucht) sind bekanntermaßen ein nervlich-hormonelles Geschehen, welches zusätzlich durch seine vegetativen Begleiterscheinungen eine Fülle von Reaktionen auslöst, die die Konzentration und damit die Arbeitsfähigkeit des oder der Angestellten nicht mehr gewährleistet. Ein Zustand, der in seinem Syndromaufbau sicherlich nicht mit dem Arbeitsschluss beendet wird.

Die weitere Schmerzschwellenerniedrigung, die auftretenden Phänomene des „Burn-out-Syndroms", des „Überlastungssyndroms", wie immer sie auch genannt werden, führen zur Störung als Vorfeld für weitere Erkrankungen.

Strategien der Prävention

Schmerztherapie

Bei bestehenden, anhaltenden Beschwerden ist die ärztliche Schmerzbehandlung einzuleiten – sei sie medikamentös oder reflextherapeutisch.

Arbeitsplatz

Die optimale Gestaltung des Sitzmöbels, die Distanz und Neigung der Bildschirmfläche, ein entsprechendes Raumklima u. v. a. m. gelten als Selbstverständlichkeit. Als einzige präventive Maßnahmen sind sie, wie auch in der

Literatur berichtet, nicht imstande, die Beschwerden zu verhindern.

Übungen

Der durch die Schmerzreize aktualisierte Bedarf nach ausgleichenden Bewegungen wird durch folgende Maßnahmen, die alle Stunden wiederholt werden sollten, erfüllt.

Die aktive Entspannung und Dehnung von verspannten posturalen Muskeln (Muskeln der Stützmotorik), die besonders beim statischen Missbrauch zur schmerzhaften Verkürzung tendieren. Dazu gehören

- der M. trapezius pars descendens (Kapuzenmuskel),
- der M. sternocleidomastoideus (Halsmuskel),
- der M. pectoralis major (großer Brustmuskel).

Die Entspannung sollte unter vorheriger etwa sechs bis zehn Sekunden lang dauernder leichter isometrischer Anspannung erfolgen, um anschließend den Muskel in die Gegenrichtung zu dehnen.

(Dehnung auch des durch Sitzen verkürzten M. iliopsoas [Lendenmuskel])

Die Aktivierung von phasischen abgeschwächten Muskeln (Muskeln der Zielmotorik)
Diese Muskeln sind beim Zivilisationsgestörten abgeschwächt und müssen deshalb nach der Entspannung ihrer meist posturalen Antagonisten etwa sechs Sekunden lang mit $2/3$-Kraft angespannt werden. Dazu gehören:

- die oberflächlichen und tiefen Halsbeuger,
- im Brustkorbbereich besonders die Schulterblattfixatoren.

Aktivierung auch des durch das Sitzen inaktiven M. glutaeus maximus und medius (großer und mittlerer Gesäßmuskel).

Die Bewegung von statisch überlasteten Bewegungssegmenten in Form von gezielten Bewegungsübungen („Eserl" für den Hals-Brustwirbelsäulen-Übergang, „Eisbärschwingen" etc.).

Die Aktivierung von motorischen Stereotypien (Bewegungsabläufen) wie das Durchatmen, das Armheben, das Schulterkreisen.

Die Aktivierung von anderen Muskeln des Bewegungsapparates beeinflusst das zentrale Nervensystem und dient der Schmerzbeeinflussung.

Biofeedback

Das Biofeedback ist eine wichtige Methode zur Beeinflussung von motorischen und vegetativen Fehlreaktionen. Der vermehrte Stress im Arbeitsbereich, der zur Somatisierung (Verkörperlichung) der psychischen Belastung und damit auch zu muskulären Verspannungen führt, kann durch die Messung der Hautleitfähigkeit und deren Auswirkung auf die Muskelverspannung objektiviert werden. Durch die Beobachtung der eigenen, meist optisch dargestellten Bewertung motorischer und vegetativer Aktivitäten kann willentlich durch entsprechende Konzentration die Beeinflussung der Stressphänomene erlernt und trainiert werden.

Das allzu menschliche Vergessen

Gesund zu bleiben bzw. gesund zu werden, verlangt nicht nur ein gewisses Ausmaß an mentaler Fähigkeit, sondern ganz besonders die Kontinuität. So gilt es immer wieder, den vergessenden Menschen an gewisse Handlungen zu erinnern. Die Kirche tut dies mit dem Gebrauch der Glocke. Firmen bieten bereits entsprechende Apparate an, die entweder zu gewissen Zeiten an die Übungen erinnern oder beim Anstieg der Muskelspannung entsprechende Signale setzen.

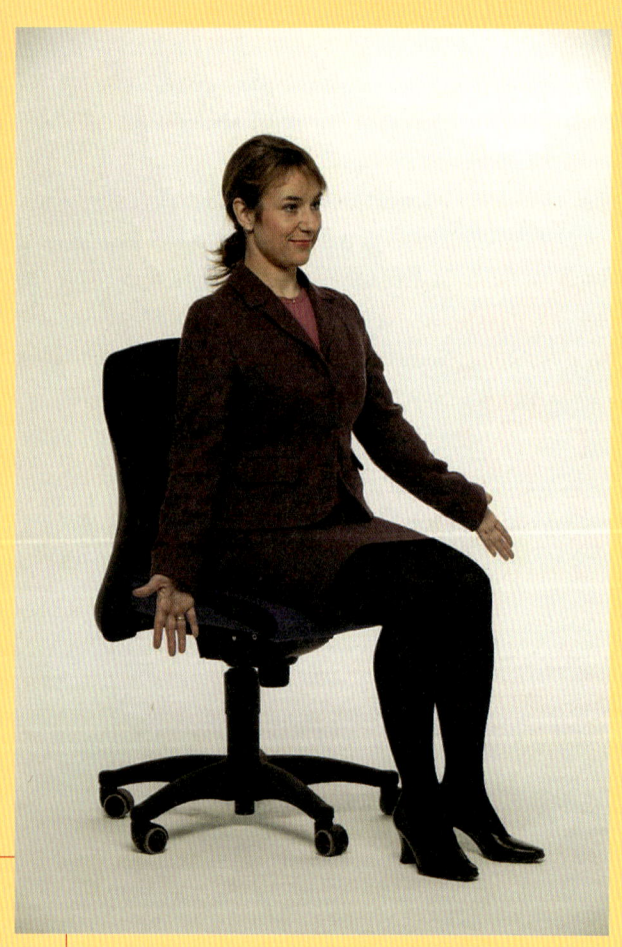

Kraft für die Wirbelsäule

Diese Übung geht sowohl im Sitzen als auch im Stehen.

Die Beine stehen hüftbreit auseinander mit den Füßen fest am Boden. Spannen Sie jetzt die Bauch- und Gesäßmuskeln an; die Sitzknochen, die man in der Tiefe spürt, bewegen sich zueinander. Mit diesem Impuls vom Beckenboden werden die Haltemuskeln für die Lendenwirbelsäule aktiviert!

Diese Spannung sechs Sekunden halten und langsam wieder lösen.

Versuchen Sie jetzt, mit diesem Impuls die ganze Wirbelsäule zu strecken. Die Arme sind locker neben dem Körper, die Handflächen werden nach vorne gedreht. Die Augen schauen geradeaus. Jetzt machen Sie den Hals lang und schieben den Hinterkopf nach oben heraus. Wieder sechs Sekunden in dieser Stellung bleiben. Atmen Sie normal weiter und entspannen Sie wieder. Mit dieser Übung werden die kleinen Stützmuskeln gekräftigt und die Haltung verbessert. Vier- bis fünfmal wiederholen.

Entspannung für den Schultergürtel

Dies ist eine der besten Übungen für zwischendurch. Setzen Sie sich aufrecht hin. Beginnen Sie langsam mit einer Schulter rückwärts große Kreise zu beschreiben. Dann mit der anderen Seite. Und jetzt mit beiden Schultern rückwärts kreisen, aber nacheinander. Dabei soll sich auch die Brustwirbelsäule richtig gut mitbewegen! Mindestens eine Minute lang.

Die Durchblutung der Nackenmuskulatur wird gefördert und die Brustwirbelsäule beweglicher. Das ist genau das, was Sie brauchen, wenn Sie stundenlang in einer Position sitzen.

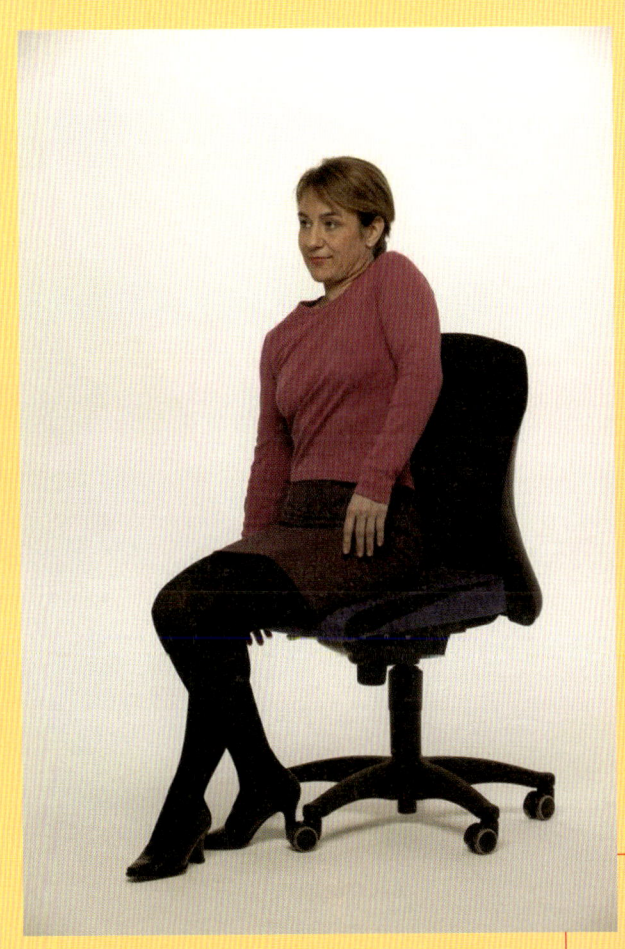

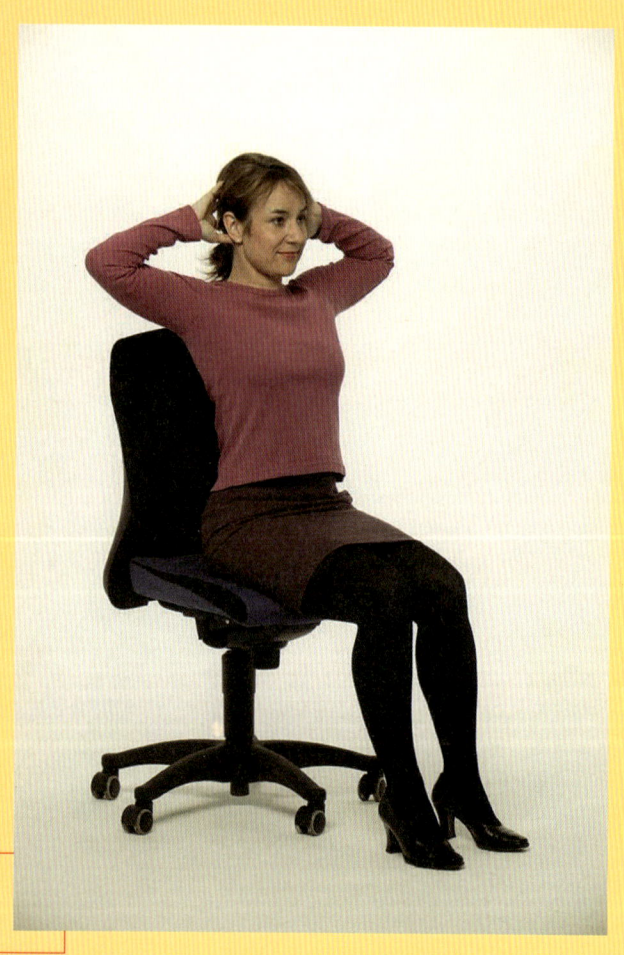

Kräftigung der Nackenmuskulatur

Versuchen Sie während der ganzen Übung aufrecht zu bleiben, beide Füße sind fest am Boden. Jetzt schieben Sie den Hinterkopf nach oben, die Augen schauen geradeaus. Verschränken Sie die Finger auf dem Hinterkopf und ziehen Sie beide Ellbogen nach hinten. Bei dieser Übung darf sich die Kopfstellung nicht verändern. Bleiben Sie sechs Sekunden in dieser Stellung. Atmen und entspannen. Vier- bis fünfmal wiederholen.

Zum Autor

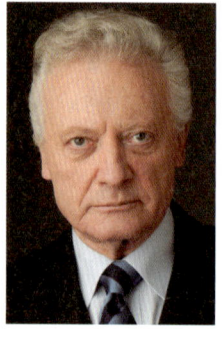

Univ.-Prof. Dr. Hans Tilscher war 32 Jahre Leiter der Abteilung für konservative Orthopädie und Schmerztherapie im Orthopädischen Spital Wien-Speising, die in diesem Zeitraum über 28.500 stationär aufgenommene Patienten behandelt und betreut hat, davon etwa 18.000 mit Problemen der Lenden-Becken-Hüft-Region.

Im Jahr 1973 wurde ein Ludwig Boltzmann-Institut für konservative Orthopädie und Rehabilitation geschaffen. Es wurden 14 Bücher, insgesamt 402 Arbeiten, publiziert. Im Jahr 1982 habilitierte er im Fach „Konservative Orthopädie mit besonderer Berücksichtigung der Manuellen Medizin".

Seit 21 Jahren befinden sich das Präsidium und das Sekretariat der Österreichischen Ärztegesellschaft für Manuelle Medizin an dieser Abteilung. Die Mitgliederzahl dieses Vereines wurde im genannten Zeitraum von 60 auf über 1170 erhöht.

Das Ausbildungssystem dieses Vereines wird von der Österreichischen Ärztekammer anerkannt, die erfolgte Ausbildung mit einem Diplom für Manuelle Medizin bestätigt.

Es werden hier auch die Agenden des Vereines zur Prävention von Wirbelsäulenstörungen erledigt. Unter anderem werden mit dem Kurssystem dieses Vereines Wirbelsäulenschullehrer ausgebildet.

Des Weiteren ist der Autor der Vorstand von „SOS-Körper" (früher: Sozialmedizinische Initiative Österreich). Diese seit 1992 bestehende Institution hat es sich zur Aufgabe gesetzt, Menschen, die vorwiegend aus gesundheitlichen Gründen in Not geraten sind, zu beraten. Bisher konnten rund 22.000 Fälle mit einer Erfolgsrate von 90% behandelt werden. Bedingt durch das inzwischen geschaffene Pflegevorsorgegesetz verlagerte SOS-Körper seine Aktivitäten in vermehrtem Maß auf die Prävention von Wirbelsäulenstörungen.

Literatur

Bergsmann O.: Akupunktur und Bewegungssystem DZA 25/3, 89, 1989

Chelius J., Galvin D., Owens P.: Disability. It's more expensive than you think, Business Health, 1992, 10:80

Cyriax J.: Textbook of Orthopaedic Medicine, Bailliere, London, 1982

Eder M., Tilscher H.: Chirotherapie – Vom Befund zur Behandlung, Hippokrates Verlag, Stuttgart, 4. Aufl., 1999

Göbel H.: Epidemiologie und Kosten chronischer Schmerzen, Schmerz, Springer Verlag, 2001, 15:92–98

Hackett G. S.: Ligament and Tendon Relaxation, Thomas, Springfield 1958

Hauptverband der Österreichischen Sozialversicherungen (2000), Jahresbericht, Wien

Hettinger T.: Statistics on Diseases in the Federal Republic of Germany with particulare Reference to Deseases of the Skeletal System, Ergonomics, 1985, 28:1720

Hildebrandt J., Pfingsten M.: Rückenschmerz – Diagnostik, Therapie und Prognose, G. Fischer Verlag, ZAF, Qualitätssicherung (ZAEFQ), 1998, 92:13–22

Kerr P.: Insurance plans are Health care Quandary, New York Times, Apr. 16, a A-1, 1993

Kibler M.: Segmenttherapie bei Gelenkserkrankungen und inneren Krankheiten, Hippokrates, Stuttgart, 1955

Maniadakis N., Gray A.: The Economic Burden of Back Pain in the UK, Pain 84:95–103, 2000

Mitchell F. L., Prusso N., Moran P.: An evaluation and treatment manual of osteopathic muscle energy ICEOP, Valley Park 1979

Neumann H. D.: Manuelle Medizin. Eine Einführung in Theorie, Diagnostik und Therapie, 5., überarb. und erg. Aufl., Springer Verlag, Berlin, Heidelberg, New York 1999

Pharmametrics GmbH: Was kostet uns der Rücken? Analyse der Krankheitskosten bei Rückenschmerzen, Pharmametrics, Freiburg 1997

Schwartz F. W., Blitzer E. M., Dörning H., Grobe T. G., Krauth C., Schmidt T.: Gesundheitsausgaben für chronische Krankheiten in Deutschland, Pabst Science Publisher, Lengerich 1999

Singer F.: Therapiekonzept der Arthrose, Schmerznachrichten 26, 2001

Steinbrück K.: Geschichte der Manuellen Medizin. Wissenschaftliche Tagung „30 Jahre Abteilung f. konservative Orthopädie" im Orth. Spital Wien-Speising (in Vorbereitung)

Strauß U.: Rückenkonsilium 97, Umwelt und Erkrankungen des Bewegungsapparates, Hrsg.:

Aktion Gesunder Rücken e.V. Wortwerkstatt GmbH., Tübingen

Taimela S.: Chronische Schmerzen des unteren Rückens, Prinzipien und prognostische Faktoren gymnastischer Übungen, Manuelle Medizin, Springer Verlag, 1997, 35:194–205

Temml C.: Epidemiologie – neue Zukunft, Wr. Arzt, 1999, 5:44–45

Tilscher H., Eder M.: Reflextherapie, 3. Auflage, Hippokrates, Stuttgart 1996

Tilscher H., Eder M.: Klinik der Wirbelsäule, Hippokrates, Stuttgart, 1993

Tilscher H., Eder M.: Die Wirbelsäulenschule, Hippokrates, Stuttgart, 2. Aufl. 1999

Travell J. G., Simons D. G: Myofascial Pain and Dysfunction. The Trigger Point Manual, Williams & Wilkins, Baltimore, London 1983

Wolff H. D.: Manuelle Medizin und ihre wissenschaftlichen Grundlagen, Kongressband, VfM Heidelberg, 1979

Zimmermann M.: Physiologische Mechanismen von Schmerz und Schmerztherapie, Triangel, 20/1, 1981

Zimmermann M., Handwerker H.O.: Schmerz, Konzepte und ärztliches Handeln, Springer, Berlin 1984

Dein Körper braucht dich ein Leben lang!

Mit diesem Motto werden Initiativen gesetzt, um die Österreicherinnen und Österreicher daran zu erinnern, wie schädlich der Bewegungsmangel, die falsche Ernährung, der Überkonsum von Genussmitteln für den Körper wie auch für die Psyche sein können. Die eigene Initiative, gewisse Dinge zu unterlassen, andere aber sorgfältig und richtig durchzuführen wie die tägliche Bewegung, eine korrekte Alltagsbelastung etc., bewirken in vielen Fällen mehr, als man oft glauben könnten.

Wirbelsäulenbeschwerden wie Kreuz-, Rücken-, Kopf-, Nacken- und Schulterschmerzen nehmen rapide zu. Doch das müsste nicht sein. Spezielle, leicht auszuführende Übungen können vorbeugen. Es reicht, wenn man täglich 5 bis 10 Minuten übt- aber das ein Leben lang! – betont Univ. Prof. Dr.
Hans Tilscher.

Orthopädische Ratschläge, Übungen für eine gesunde Wirbelsäule, Heilgymnastische Übungen und viele andere Tipps zum Bewegungsapparat erhalten sie in Form von Broschüren, Videokassetten, DVD´s und CD Rom´s bei der Gesundheitsaktion SOS Körper.
Tel.01/80182-805; Fax: DW-804 oder e-mail:
office@sos-koerper.at., www.sos-koerper.at